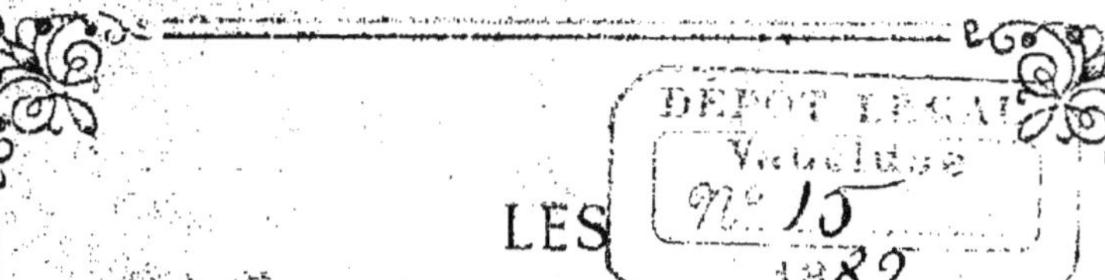

LES
MÉDECINS D'AVIGNON

AU MOYEN AGE

Par Gustave BAYLE, Avocat,

Ancien fonctionnaire de l'Université

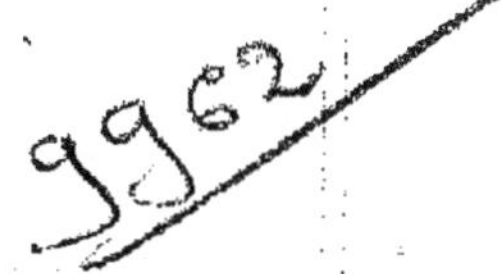

AVIGNON

IMPRIMERIE ADMINISTRATIVE DE SEGUIN FRÈRES

13, rue Bouquerie, 13

—

1882

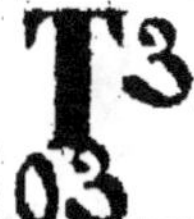

LES MÉDECINS D'AVIGNON

AU MOYEN AGE

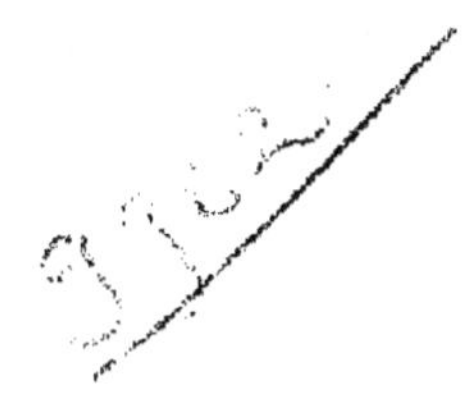

LES
MÉDECINS D'AVIGNON

AU MOYEN AGE

Par Gustave BAYLE, Avocat,

Ancien fonctionnaire de l'Université

AVIGNON

IMPRIMERIE ADMINISTRATIVE DE SEGUIN FRÈRES

13, rue Bouquerie, 13

—

1882

LES MÉDECINS D'AVIGNON

AU MOYEN AGE

Trois hommes, réputés des plus grands entre les maîtres de l'art de penser et d'écrire, ont montré une hostilité singulière pour les médecins: Pétrarque, Montaigne et Molière. « Pétrarque, dit « Le François, insulte la médecine avec force, Mon-« taigne la méprise de sens froid, Molière la tourne « en ridicule. » (1)

Je n'ai pas à m'occuper ici de l'auteur des *Essais* ni du créateur des types immortels de monsieur Purgon et des Diafoirus, père et fils, mais du poète qui, dans un accès d'atrabile auquel les nourrissons des muses sont particulièrement sujets, *Genus irritabile vatum*, écrivit les *Invectives contre un médecin*. Pétrarque a répondu d'avance au reproche que lui adresse Le François : ce qu'il attaque et censure avec une acrimonie dont il est honteux et dont il s'excuse, avec plus d'art, peut-être, que de contrition sincère, ce n'est pas, dit-il, la *Médecine*, « science antique et sacrée créée par Dieu « lui-même, » ce n'est pas non plus tout le corps

____

(1) *Réflexions de M. Le François sur la médecine.*

des médecins de son temps ; c'est « un médecin,
« celui qui a outragé dans ses libelles venimeux,
« non pas seulement lui, Pétrarque, mais tous les
poètes et la *poésie* elle-même. »

Oui, sans doute, c'est contre ce rustique person-
nage, *ce vieil édenté né dans les montagnes*, qu'il di-
rige spécialement le jet de fiel de ses *Invectives*;
mais du même coup de pompe il éclabousse toute
la Faculté. Et puis, en dehors de ce pamphlet
en quatre livres, qui fut, on peut l'admettre, un
acte spontané et accidentel de légitime défense,
n'a-t-il pas maintes fois, en vers et en prose, mani-
festé le mépris que lui inspiraient l'ignorance, le
charlatanisme et la cupidité de la plupart des médecins qu'il connaissait, et proclamé son dédain
pour la médecine en général ? Ne disait-il pas de
Jean de Dondi, son ami, le plus grand médecin
d'Italie, qu'il *avait un esprit sublime qui l'aurait élevé
jusqu'au ciel, si la médecine ne l'avait pas retenu sur
la terre* (1) ?

Ne nous en plaignons pas ! C'est à ces explosions
bilieuses de la vanité blessée, c'est à ces coups de
fouet du sens moral révolté, c'est à ces coups de
griffes d'un poète doublé d'un satirique, que nous
devons de curieuses révélations sur les mœurs
professionnelles, sur le caractère intime de ces
praticiens du XIV⁰ et du XV⁰ siècle, tout à la fois
médecins, philosophes, physiciens, alchimistes,
astrologues, fermiers du fisc, quand ils pouvaient,
usuriers à l'occasion, toujours plus occupés de
faire briller leur esprit et de s'enrichir que de guérir leurs malades.

(1) *Litteræ seniles*, lib. XV, epist. 3.

Mais je n'ai pas l'intention d'écrire ici, sous la dictée de Pétrarque, une satire contre les médecins du moyen-âge. Le plan que je me suis tracé est plus large et, dans dans le cadre restreint où je dois me renfermer, embrasse l'histoire même de la médecine, en ce qui concerne Avignon, depuis le commencement du XIVe siècle jusqu'aux premières années du XVIe.

Je l'ai divisé en trois parties.

La première fera connaître les mœurs médicales à l'époque dont je m'occupe.

Dans la seconde, j'exposerai la législation relative à l'exercice de la médecine, en ce même temps ; j'étudierai, au double point de vue du droit et du ait, la condition des médecins juifs, et je dirai les noms des médecins, chrétiens et israélites, que j'ai rencontrés dans mes recherches, en y ajoutant, quand il y aura lieu, quelques détails biographiques.

Dans la troisième partie, je donnerai, en les empruntant à divers documents historiques inédits ou peu connus, de curieux renseignements sur les moyens thérapeutiques alors en usage.

I.

Pétrarque étudiait encore le droit à Bologne, lorsqu'on découvrit à Avignon le complot formé entre Géraut, évêque de Cahors, Bernard Dartige, chantre de Poitiers, chapelain de Jean XXII, Jean d'Amant, médecin-barbier de ce pape, Jean de Limoges et Jacques de Brabant, physiciens, pour faire périr le pontife et le cardinal Jacques de Via, son neveu, par des sortilèges et par le poison. Ces sortiléges consistaient à fabriquer de petites poupées de cire, qui représentaient les personnes que l'on voulait *envoûter*. Après les avoir baptisées en invoquant les démons, on y gravait certains caractères prétendus magiques qui avaient, croyait-on, la vertu de reproduire sur les victimes désignées les opérations exercées sur les figurines, de sorte qu'en piquant ou en brûlant celles-ci, les impressions du fer et du feu se faisaient sentir dans la chair vivante. Trois des images de cire façonnées par Jean d'Amant tombèrent entre les mains du pape, à qui les noms des conspirateurs furent révélés. Ceux-ci, ayant été arrêtés et soumis à la torture, confessèrent leur crime et l'expièrent par un horrible supplice (1).

A la nouvelle de cet attentat, Marguerite de Moncade, comtesse de Foix, envoya à Jean XXII une corne de serpent qui avait, disait-elle, une grande vertu pour découvrir les poisons. Cette corne était regardée comme un si précieux talisman, que le pape fut obligé d'engager tous ses biens pour en assurer la restitution (2).

Quand Pétrarque arriva à Avignon, l'esprit public y était encore sous l'impression de ce sombre drame, et il dut en être lui-même très vivement ému.

Quelques mois plus tard, un autre évènement non moins tragique vint attrister le cœur du jeune licencié. Parmi les professeurs de la fameuse école

(1) Ils furent écorchés vifs. La mort de Jacques de Via, qui avait été empoisonné par l'évêque de Cahors et ses complices, rendit le pape impitoyable.

(2) Biblioth. nat. *Regestrum Johannis*. Op. 55.

de Bologne, il y avait un ancien médecin de Jean XXII, que la jalousie de ses confrères avait contraint de retourner en Italie. Sa grande réputation l'avait fait appeler à Bologne en 1322, pour y enseigner la philosophie et l'astrologie. C'était Francesco de Stabili, plus connu sous le nom de *Cecco d'Ascoli*, (sa ville natale). Pétrarque aimait ce maître, qui, poète lui-même, avait encouragé ses premiers essais dans la poésie lyrique. Il entretenait avec lui un commerce de lettres. Un jour il apprit que Cecco, qui, depuis un an, était entré au service de Charles, duc de Calabre, à qui les Florentins avaient confié le gouvernement de leur ville, venait d'être brûlé à Florence par l'inquisition, à laquelle il avait été déféré comme sorcier, par Dino del Garbo, médecin célèbre, son ancien rival à la cour pontificale.

Quel était son crime ?

Il avait composé un poëme didactique intitulé : *l'Acerba*, où il traite des cieux, des éléments, des animaux, des vertus et des vices. On l'accusa d'avoir avancé dans cet ouvrage qu'il y a dans les astres des esprits malins, qu'on peut contraindre à opérer des choses extraordinaires par la vertu de quelques charmes faits sous certaines constellations, et que les étoiles ont des influences auxquelles la volonté même de Dieu est soumise.

Ce fut le motif de sa condamnation (1); mais il avait commis une action bien plus criminelle aux yeux de ses ennemis ; il avait tourné en ridicule la chanson de Gui Cavalcanti : *Donna mi preghi* (2),

(1 Christine de Pisan dit qu'il fut brûlé pour crime contre nature : *par la desserte de son criminel vice, il fut ars en un feu déshonnétement.* (Cité des Dames, *chap.* 10).

(2) Ce poëme traite de *l'amour terrestre.*

et la *Divina Comedia* du Dante, deux poëmes dont les Florentins étaient idolâtres, et avait osé dire que c'étaient des amas de fables et de puérilités. Dino del Garbo, qui avait commenté la fameuse chanson, et qui gardait dans le cœur un vieux levain de rancune contre son ancien collègue de la cour papale, poursuivit Cecco avec acharnement et le conduisit sur le bûcher du Saint-Office (1).

Cependant le peuple florentin croyait réellement à la sorcellerie du pauvre Cecco, et il accourut en foule à son supplice, dans l'espérance de voir un des esprits familiers avec qui on le disait en relation l'arracher des flammes. Les curieux furent trompés dans leur attente ; aucun esprit ne parut. Dino ne jouit pas longtemps du fruit de sa cruauté et de sa vengeance ; il mourut trois mois après Cecco, accablé, dit on, de regrets et de remords (2).

Il n'est pas douteux que l'abominable conduite de Dino del Garbo envers l'ami de Pétrarque et les odieux attentats commis à Avignon par Jean d'Amant, Jean de Limoges et Jacques de Brabant n'aient influé puissamment sur la sévérité outrée des jugements de Pétrarque à l'égard des médecins. Il n'est pas surprenant, d'ailleurs, qu'un homme aussi supérieur aux préjugés de son siècle, n'eût aucune confiance aux moyens thérapeutiques alors en si grande vogue, et se fût fait une loi de n'avoir d'autres médecins que la nature et l'hygiène. Nous verrons plus loin le rôle important de l'astrologie dans la pratique médicale du moyen-âge. Beaucoup

(1) *A di 26 Settembre fu arso in Firenza maestro Cecco d'Ascoli* (Villani, *lib. X, cap. 41.*)

(2) *Mémoires* de l'abbé de Sade, Tom. 1.

assurément prenaient cette prétendue science au
sérieux, même dans la célèbre faculté de Montpellier, qui a tant contribué aux progrès de l'art de
guérir, et c'était de bonne foi que le savant auteur
du *Lilium medicinæ*, l'illustre Gordon, recommandait à ses élèves de consulter toujours, pour le
traitement des maladies, l'*adéquation des planètes*,
et d'avoir dans leur cabinet un bon calendrier des
lunaisons, *unum rectum calendarium lunationis*,
ajoutant : *Sine autem his non est medicus*. Mais
il y avait alors des astrologues qui ne croyaient
guère à leur science, et qui, à l'exemple des
augures de la décadence du vieil Olympe, ne
pouvaient se regarder sans rire. Tel était celui
que Pétrarque rencontra à Milan, à la cour de Jean
Visconti. « Je l'aimais, dit le poète, et l'aurais aimé
« davantage s'il n'avait pas été astrologue. Je lui
« faisais souvent des plaisanteries sur son art,
« quelquefois même des reproches. Un jour que je
« lui en avais adressé de plus vifs qu'à l'ordinaire,
« il me dit en soupirant : *Ami, vous avez raison, je*
« *pense comme vous ; mais j'ai une femme et des*
« *enfants !* Cette réponse me frappa, et je ne lui en
« parlai plus » (1).

Mais il se dédommageait d'un autre côté. Sa verve
railleuse s'exerçait maintes fois aux dépens de ces
faux savants qui prétendaient lire dans les astres
les secrets du destin, la révélation des mystères de
l'avenir. Dans une lettre qu'il écrivait à Boccace
l'illustre auteur du *Décaméron*, sur la peste de 1348,
il les raillait cruellement. « Au milieu de tant de
« calamités, à quoi rêvent les astrologues ? Ils an-
« noncent que la maligne influence des étoiles se

(1). *De rebus senilibus.* Lib III. epist. 1.

« fera sentir jusqu'en 1365. C'est consolant ! Ceux
« qui vivront jusque là ne pourront jamais goûter
« un moment de plaisir. Et cependant, le peuple les
« croit ; il en croirait bien d'autres ! Ainsi donc,
« voilà Mars et Saturne *en conjonction*, c'est le mot
« consacré, pour deux années encore ; quelle sin-
« gulière besogne pour des astres ! N'est-il pas bien
« étonnant que dans le cours de tant de siècles, ils
« aient visité tout le ciel, à l'exception du lieu où
« ils sont aujourd'hui. Et s'ils y ont passé, comment
« se fait-il que les mêmes effets ne se soient point
« produits ? On ne peut échapper à ce dilemme.
« Qu'ils répondent s'ils le peuvent ! qu'ils nous di-
« sent si, de mémoire d'homme, on a jamais vu,
« entendu ou lu quelque chose de semblable, sinon,
« qu'ils se tiennent tranquilles, et ne se flattent pas
« de pouvoir nous tromper par leurs artifices,
« comme le vulgaire des hommes. Mais ces as-
« trologues, qui ne savent rien, aimeraient mieux
« mourir, que d'avouer qu'ils ignorent quelque
« chose ! » (1).

Malgré l'élévation de son esprit, dont il a donné
tant de preuves dans le gouvernement de l'Église,
Jean XXII partageait les idées superstitieuses de ses
contemporains sur l'intervention des agents surna-
turels ou extraterrestres dans les opérations les plus
simples de la nature, et s'il ne croyait pas, comme
Innocent VI, que Pétrarque était sorcier, *parce qu'il
lisait Virgile*, il croyait aux sorciers, aux sortilèges
et à l'astrologie. Les médecins de la cour pontificale exploitaient cette faiblesse au profit de leur

_____

(1) *Lit. Petrarchæ Johanni Boccatio, de astrologorum nu-
gis. 1363.*

renommée et de leur fortune ; ils obtenaient la ferme des revenus de la Chambre apostolique (1) et beaucoup d'autres faveurs (2). Ce pape, d'une complexion faible, et que sa taille grêle et un peu déviée a fait comparer au prophète Zachée, aimait, comme toutes les personnes maladives, à s'entourer des gens qu'il croyait capables de lui rendre la santé, ou du moins de prolonger son existence. Les médecins du pays ne lui suffisaient pas ; il en fit venir d'Italie, d'Allemagne, de Montpellier et de plusieurs autres villes (3). Il avait lui-même des connaissances médicales très étendues, et composa divers traités de médecine, entre autres *le Trésor des Pauvres* et *l'Elixir des philosophes* (4). Malgré sa mauvaise santé et, dirait Pétrarque, *en dépit des médecins*, il mourut à l'âge de 90 ans.

Benoît XII, son successeur, homme rude, de haute stature, d'une tempérament robuste et sanguin, fut pour les médecins un mauvais client. Mais, avec Clément VI, ils reconquirent l'influence dont ils jouissaient sous le règne de Jean XXII, et ils surent la conserver jusqu'au départ de la cour romaine. Avec cette liberté de langage que les empereurs et les papes lui permettaient à leur égard, Pétrarque reprochait souvent à Clément VI l'imprudence qu'il commettait en se livrant à ces prétendus guérisseurs. « Saint Père, lui écrivait-il, au « mois de mars 1352, la nouvelle de votre fièvre

---

(1) Arch. départ. de Vaucluse. *Liber hommagiorum.* An. 1317. B. 7. 2ᵉ part.

(2) Bibl. nation. *Regestrum Johannis XXII* Passim.

(3) *Mémoires* de l'abbé de Sade, *Tome 1.*

(4) Ces ouvrages ont été imprimés à Lyon en 1525 et en 1557.

« m'a fait frissonner. Ce qui me fait le plus trem-
« bler, c'est de voir votre lit toujours entouré de
« médecins qui ne sont jamais d'accord, parce qu'il
« serait honteux à celui qui parle le second de pen-
« ser comme le premier, et de ne faire que répéter
« ce qu'il a dit. Il n'est pas douteux, comme dit
« Pline, que, voulant se faire un nom par des dé-
« couvertes, ils ne fassent des expériences sur nous
« et ne trafiquent ainsi de nos vies. On voit dans
« cette profession ce qu'on ne voit point ailleurs et
« qui ne ressemble à rien ; on se fie d'abord à qui-
« conque s'annonce pour médecin, quoi qu'il n'y
« ait rien de plus dangereux qu'une méprise en
« cette matière ; une douce espérance cache le pé-
« ril. Il n'y a point de loi qui punisse une igno-
« rance même extrême ; point d'exemple de ven-
« geance. Les médecins apprennent leur métier
« à nos dépens ; c'est à force de tuer qu'ils se per-
« fectionnent dans l'art de guérir, et ils sont les
« seuls qui peuvent tuer impunément. Saint Père,
« regardez comme une troupe d'ennemis cette
« foule de médecins dont vous êtes obsédé ; rappelez-
« vous cette épitaphe de l'empereur Adrien : *La*
« *foule des médecins m'a fait mourir* (1). C'est prin-
« cipalement dans notre siècle que s'est vérifiée
« cette prédiction du vieux Caton, qui annonçait
« que *la corruption serait générale, lorsque les Grecs*
« *nous auraient transmis leurs sciences et surtout leurs*
« *médecins.* Des nations entières s'en passent ; elles
« se portent mieux, peut-être, et vivent plus long-
« temps que nous. La république romaine, au rap-

(1) *Turba medicorum perii.*

« port de Pline, a été sans médecins pendant six
« cents ans, et n'a jamais été plus florissante. »

« Mais, puisqu'il est décidé que nous ne pouvons
« ni vivre ni mourir sans eux, au moins faites un
« choix parmi eux, et que ce choix tombe, non sur
« celui qui étalera le plus d'éloquence et de savoir,
« mais sur celui qui vous sera le plus attaché. Ou-
« bliant leur profession, ils sortent de leurs antres
« pour usurper les forêts des poëtes et les champs
« des rhéteurs. Plus occupés de briller que de gué-
« rir, ils braillent autour du lit des malades, fai-
« sant un salmigondis des pensées de Cicéron et
« des aphorismes d'Hippocrate ; la maladie empire,
« cela ne fait rien, pourvu qu'ils réussissent à faire
« dire : *Voilà un homme qui parle bien* ! Pour éviter
« les reproches que pourraient me faire vos méde-
« cins, je ne dis presque rien qui ne soit tiré de
« Pline, qui a parlé d'eux plus que tout autre , c'est
« encore lui qui dit : *Un médecin qui a le talent de la
« parole, se rend arbitre de notre vie et de notre mort.* »

« Mais l'intérêt que je prends, Saint Père, à la
« conservation de vos jours, me mène plus loin
« que je ne voulais ; je ne dis plus qu'un mot : re-
« gardez comme un assassin, comme un empoi-
« sonneur, tout médecin qui aura plus de babil
« que d'expérience et de sagesse. Dites-lui, comme
« le vieux Plaute au cuisinier bavard : *Va-t-en ! on
» t'a loué pour travailler et non pour haranguer* (1).
« Ajoutez à cela un bon régime et surtout un es-
« prit gai qui ne perde jamais courage » (2).

---

(1) Plaute. *Aululaire*
(2) *Lit. famil.* Lib. XII, ep. 8.

Cette lettre si spirituelle et si mordante amusa beaucoup le pape ; il eut l'imprudence de la montrer à un de ses médecins, qui en parla à ses confrères. Il y eut alors dans toute la Faculté une explosion de colère contre l'insolent railleur et « marchand de mensonges » ; *un vieil édenté né dans les montagnes*, répandit dans la ville une lettre pleine d'injures et dans laquelle il menaçait Pétrarque d'écrire contre lui des Philippiques plus fortes que celles de Démosthènes et de Cicéron.

Pétrarque ne connut pas d'abord l'auteur de cette lettre, mais il découvrit bientôt que c'était un *Montagnard* (1).

A cette époque, le bruit courait à Avignon que l'empereur d'Allemagne allait entrer en Italie, pour attaquer Jean Visconti, seigneur de Milan, qui était en guerre avec le pape. Cette nouvelle réjouit Pétrarque, qui rêvait toujours la reconstitution du Saint-Empire romain et le retour du chef de l'Eglise á Rome. Mais apprenant, peu de temps après, qu'il n'était plus question de cette expédition, il écrivit à un de ses amis une lettre où il jugeait sévèrement l'empereur, et qui se terminait ainsi : « *Il est beau, il est grand d'être assis sur le siège de Pierre et sur le trône de César.* » Le médecin montagnard ayant eu connaissance de cette lettre, crut avoir trouvé l'occasion, cherchée depuis longtemps, de perdre son ennemi. Il dit partout que la phrase de Pétrarque signifiait que *le siège de St-Pierre ne pouvait être ailleurs qu'à Rome*, et que

---

(1) On croit que c'est Guy de Chauliac, né dans les montagnes du Gévaudan, ou Jean d'Alais, autre médecin du pape.

c'était attaquer l'autorité du pape, qui était le maître d'établir son siège partout où il lui plaisait.

Il n'en fallut pas davantage pour exciter contre Pétrarque une véritable tempête d'incriminations.

L'ami à qui avait été adressée la malencontreuse lettre, et qui était la cause innocente de tout ce bruit, s'excusa plaisamment de l'indiscrétion qu'il avait commise : *Aussi*, disait-il, *pourquoi avez-vous eu la hardiessse d'attaquer les médecins ? Ne craignez-vous pas la fièvre et les maladies ?* « Je n'en suis ▸point à l'abri, lui répondit Pétrarque ; mais si « elles m'attaquent, je n'attends rien du secours des « médecins » (1).

Les explications qu'il donna et l'intervention de quelques amis calmèrent un peu les Avignonais qui n'entendaient pas raillerie sur la question du séjour des papes dans leur ville ; mais la querelle du poète avec le *vieil édenté* ne s'apaisa point de si tôt. Elle a produit les quatre livres d'*Invectives* qu'on trouve dans le recueil des œuvres de Pétrarque. Assurément, si cet écrivain n'avait composé que des ouvrages de cette espèce, il n'aurait pas mérité la réputation dont il jouit ; il a entassé là-dedans beaucoup de personnalités injurieuses que je n'exhumerai pas, par respect pour sa gloire, beaucoup de sottises dont il a pleinement conscience et dont il s'excuse presque à chaque page ; il avoue lui-même qu'il fait un triste apprentissage, celui *d'apprendre à mal parler.* Mais il y a, çà et là, quelques esquisses de mœurs, quelques traits de caractère, qui appartiennent essentiellement à la

(1) *Lit. famili.* lib. XV, *ep*. *9.*

monographie que j'ai entrepris d'écrire, et, comme
c'est le droit de l'historien, je prends mon bien où
je le trouve.

Le détracteur anonyme de Pétrarque l'ayant accusé de flatter le pape, il s'en défend *unguibus et
rostro*. « C'est bien vainement, dit-il, que je flat-
« terais celui qui s'est promis (qui l'ignore ?) de
« tout mépriser, excepté la bonne réputation et la
« vertu. (*Quelle adroite flatterie !*) Et pourquoi ferai-
« je aujourd'hui ce que je n'ai jamais fait depuis
« mes plus tendres années ? S'il est un flatteur au
« monde, c'est toi ! toi, patelin, toi non seulement
« flatteur, mais — si tu es bien celui que je crois — le
« plus fade, le plus insipide des adulateurs ! Et non
« point seulement auprès des pontifes, mais dans
« les plus misérables demeures du pauvre où te
« conduit l'espoir d'un vil petit gain ! Moi je vais
« visiter les forêts florissantes et les collines solitai-
« res, sans autre désir que celui de la science et
« de la gloire. Eh quoi ! je tenterais honteusement
« de t'enlever ta réputation ! Tu es bien à l'abri de
« ce danger ! Tu peux en toute sûreté parcourir le
« monde entier : pour ce qui est de la renommée,
« voyageur à la bourse vide, tu riras à la barbe des
« voleurs. On pourra te couper le nez, te crever les
« yeux, mais personne ne te ravira la réputation
« que tu n'as pas..... »

« Tu nies que les médecins aient l'habitude de ne
« jamais s'accorder entre eux ; mais c'est là un su-
« jet universel de plainte pour le genre humain !
« J'aimerais mieux me tromper à cet égard, que
« de dire vrai et de voir souffrir tant de milliers
« d'hommes qui s'abandonnent à la direction varia-

« ble, inconséquente et absolument incertaine des
« médecins. Tu assures que dans la dernière ma-
« ladie du pape, tous ses médecins étaient d'accord
« pour le traitement ; eh bien ! écoute : je ne t'ac-
« cuse pas de mentir (dans votre état, c'est un pé-
« ché quotidien et vulgaire), mais, sans qu'il soit
« besoin d'autres témoins, la vérité elle-même te
« confond. Vous étiez d'accord, peut-être, mais
« après la guérison du malade, guérison (person-
« ne n'en doute, le pape tout le premier), qui se-
« rait venue bien plus tôt, si pendant toute la ma-
« ladie du pontife, tu avais habité les plus lointains
« rivages de l'Inde. Mais si le Saint-Père (je frémis
« en le supposant !) avait alors payé sa dette à la
« nature (le vicaire d'un Dieu immortel n'en est
« pas moins mortel), quel débat se serait alors éle-
« vé entre vous au sujet du pouls, des humeurs
« des jours critiques, des remèdes ! Vous auriez
« rempli le ciel et la terre de vos clameurs discor-
« dantes, ignorant tous la véritable cause du
« mal..... »

« Ta fureur ne me surprend pas ; il y a longtemps
« que je connais ces paroles du poète comique :
« *L'adulation engendre l'amitié ; la vérité, la hai-*
« *ne* (1). »

Ailleurs, Pétrarque répond à un nouveau pamphlet de son ennemi, où les « *frivoles et stériles fic-*
« *tions de la poésie* » étaient comparées aux « *admi-*
« *rables effets de la médecine.* »

» Quels sont, je t'en prie, ces effets si admirables ?
« je n'en vois aucun, à moins toutefois que tu ne

(1) *Obsequium amicos, veritas odium parit.* Térence. *An-
drienne.*

« comptes parmi ces prodiges le fait que les mé-
« decins sont plus souvent malades que les autres
« hommes, pour ne pas dire qu'ils le sont toujours;
« de sorte que, chez tous les peuples, on reconnaît
« votre profession à la seule pâleur de votre visa-
« ge ; de là le proverbe : *Couleur de médecin*, dési-
« gnant un homme étique et jaune comme du sa-
« fran. N'est-ce pas aussi chose merveilleuse que
« de t'entendre promettre aux autres la santé que
« tu n'as pas? Malheureusement, l'habitude où tu
« es de mentir affaiblit beaucoup ce miracle. Mais
« ce qu'il y a peut-être de plus extraordinaire pour
« toi dans les effets de la médecine, c'est de voir
« que celui qui s'abandonne complètement à vos
« conseils, ne peut jamais être bien portant. »

Naturellement, celui à qui ces sanglantes invectives étaient destinées frémissait sous le fouet, et,
au milieu d'un torrent d'injures, où, j'en ai peur,
la vertu de Laure n'était pas épargnée, protestait
énergiquement contre tous les chefs d'accusation.
Le *Montagnard* était surtout blessé d'être traité de
menteur. « Ceux qui mentent, disait-il, ce sont les
« poètes; c'est leur métier de mentir ! »

« Ignorant que tu es! répondait Pétrarque, tu
« parles de ce que tu ne connais pas. Écoute ce que
« dit Lactance dans le 1er livre de ses *Institutions* :
« *C'est la mission du poète d'enseigner la vérité aux*
« *hommes en la leur présentant sous des traits fictifs*
« *qui la rendent plus aimable...* Maintenant interroge
« l'opinion publique : elle a consacré ce proverbe,
« pour peindre un menteur impudent : *Tu mens com-*
« *me un médecin.* »

Il ne plaisait pas non plus à l'adversaire de

Pétrarque d'être comparé à un phthisique, *couleur de safran*. Il niait d'abord le fait et le proverbe ; puis, il convenait que beaucoup de médecins étaient pâles, mais il leur faisait honneur de ce teint qui était un « *effet de la philosophie.* »

« Tu dis que tu n'es pas pâle ! Je n'ai donc point
« d'yeux, et tu n'as point de miroir. Mais voilà que
« maintenant tu avoues cette pâleur, et même tu
« t'en fais gloire, en l'attribuant au souci du bien
« public : c'est *une pâleur philosophique.* Il faut, grand
« Dieu ! que ce nom de philosophie soit bien doux
« pour les sages, pour que tu lui trouves, bien à
« tort, tant de douceur, et pour que, parmi tant de
« facéties, tu dises avoir *un teint philosophique.* Il
« est vrai que le grand Maître d'amour (1) attribue
« un teint pâle aux amoureux : *Palleat omnis amans,*
« et qu'un autre poëte (2) a dit : *Tinctus viola pallor*
« *amantium.* Mais la pâleur des médecins est d'une
« tout autre espèce, et, je le dis tout de suite, a une
« autre origine. Ce n'est pas moi qui vous la donne,
« ce ne sont pas les anciens auteurs, c'est l'opinion
« universelle et la nature des choses. Toi philoso-
« phe ! un très habile homme répondit un jour à
« quelqu'un de ton espèce : *Je vois la barbe et le*
« *manteau, mais je ne vois pas le philosophe.* J'ajoute-
« terai : *Je vois l'air morbide et la pâleur, mais de*
« *philosophie, je n'en vois pas non plus.* »

Ce dernier trait, décoché par la muse irritée de Pétrarque contre le médecin de Clément VI, ne visait pas seulement les prétentions d'un homme, mais celles de tout le corps médical. Tout médecin

(1) Ovide, dans *l'Art d'aimer.*
(2) Horace. *Od.* lib. III. 10,

était doublé d'un philosophe; quelques-uns tenaient
école, avaient une chaire et des disciples, comme
Arnaud de Villeneuve, Pierre d'Apono, Jean de
Parme, Jacques et Jean de Dondi, etc. C'était, si je
puis m'exprimer ainsi, comme un regain de l'école aristotélique, passée à l'état de secte. Il y a dans
les archives de l'hôtel de ville, à Avignon, plusieurs demandes de médecins étrangers qui s'of-
frent à venir enseigner publiquement la *médecine*, la
philosophie et la *physique*. Ces enseignements étaient
en quelque sorte inséparables, et l'habitude de rai-
sonner, de disserter, de gloser sur tout, suivait les
médecins auprès du lit des malades. Ils discouraient
à perte de vue sur la nature des souffrances que
le patient endurait. Gérard de Solo divisait la douleur en *pruritive, aspérative, pungitive, compressive,
frangitive, consumptive, perforative, aiguë, stupéfac-
tive, pulsative, gravative, fatigative, mordicative, sti-
mulative, apostémative, extensive, lacérative, concussive,
malléative et laxative.*

Cet abus de la classification, cette rage de tout
subtiliser, alambiquer, quintessencier, irritaient
justement Pétrarque, qui cependant était passé
maître dans la *métaphysique amoureuse.* « Qu'ont de
« commun, s'écriait-il, la médecine et la dialectique ?
« Je vois bien l'utilité de cet art, mais chaque chose
« a sa place; il est insensé de vieillir dans ces choses
« là ! Moi aussi, disait-il ailleurs, j'aime la philoso-
« phie, mais celle qui ne se vend pas. »

Enseigner et même apprendre à la fois la médecine et la philosophie, c'était déjà beaucoup ; mais
restait encore la physique. Et sait-on ce qu'on en-
tendait par *physique* au moyen-âge ? C'était la science

de tous les phénomèmes de la nature, l'étude de toutes les forces vitales. Le physicien était à la fois chimiste, ou plutôt alchimiste, géologue, botaniste, zoologue, physicien, dans le sens que nous attachons aujourd'hui à ce mot, et un peu *sorcier*. Que de sciences pour une cervelle humaine ! Mais quels savants ! Ils en étaient encore à *l'histoire des animaux*, d'Aris-« tote : « ils vous auraient dit (c'est Pétrarque qui « parle) combien le lion a de poils à la tête, l'épervier « de plumes à la queue : Ils savaient que la femelle « de l'éléphant porte deux ans et vit plusieurs siècles; « que le phénix se brûle sur un bûcher d'aromates et « renaît de ses cendres ; que la vipère ne fait qu'un « petit; que la mule n'est pas féconde ; que l'oursin, « quand il vient au monde, ne présente qu'une masse « informe ; que le hérisson marin arrête un navire « dans la mer, et n'a plus de force quand il est « hors de l'eau ; que les taupes sont aveugles et les « abeilles sourdes ; que le crocodile est le seul ani-« mal qui remue la mâchoire supérieure ; etc.

Le grand maître, en ce temps, pour les sciences naturelles, c'était Arnaud de Villeneuve. Il se vantait d'avoir trouvé le moyen de faire de l'or ; il aurait même porté plus haut ses prétentions, s'il est vrai, comme on le lui attribue, qu'il eût essayé de former un homme avec une combinaison de certaines substances chauffées dans une cornue.

L'astronomie eut à Avignon deux de ses plus fervents adeptes, Jacques de Dondi, et son fils Jean, tous deux médecins du pape Clément VI. Mais c'était à l'astrologie que les médecins, à Avignon comme ailleurs, devaient surtout l'empire qu'ils exerçaient sur toutes les classes de la société. L'amour du merveilleux, joint à la crédulité et à l'ignorance, avait créé cette science prétendue. Les plus beaux génies de ce temps se laissèrent séduire par les rêveries extravagantes des astrologues, et les plus savantes universités leur ouvrirent des chaires publiques. Tous les souverains avaient auprès d'eux un astrologue attitré qui était l'arbitre suprême de la destinée des états, de la guerre, de la paix, de la tranquillité, de la terreur, de la vie, de la mort des rois et des peuples. Les persécutions que souffrit Pierre d'Abanno, et la mort cruelle de Cecco d'Ascoli, le supplice atroce de Jean d'Amant et de ses complices, n'impliquent pas contradiction avec ces faits historiques: on y voit seulement la preuve que dans ces siècles étranges et, si je puis dire, *crépusculaires*, où les ténèbres de la barbarie et les lumières civilisatrices luttaient entre elles dans l'esprit humain, on punissait les hallucinations comme des crimes, et que les vrais criminels savaient exploiter la crédulité publique et déguiser le poison sous les sortilèges.

Cependant l'astrologie ne remplissait pas toujours un rôle aussi dramatique ; pour la majorité des médecins, c'était surtout un guide dans le diagnostic et dans le traitement des maladies ; un bon calendrier, la connaisssance exacte de l'adéquation des planètes, des phases de la lune, des conjonctions astronomiques, des aspects et des complexions des étoiles, fixes ou errantes, des rapports de ces astres avec les organes humains, étaient les auxiliaires indispensables du *Codex*. On n'aurait pas administré soit un purgatif, soit un vomitif, sans consulter la voûte céleste. Bernard de Gordon,

dans *le Livre des pronostics*, section V, chapitre VII,
expose les notions que tout médecin doit posséder
sur l'influence des astres. J'ai traduit quelques pa-
ges de cet auteur, pour donner une idée de sa
science, ou plutôt de sa naïveté.

« En cette matière, il faut savoir que la nature
« des jours critiques est déterminée par une dou-
« ble indication : l'une est inférieure ; elle est tirée
« de la matière de la maladie, qui est variable et
« mobile. L'autre est tirée de la racine supérieure
« qui est immuable, adhérente à un seul principe
« et à un ordre unique ; d'où il résulte que tout
« ce qui est beau et honnête a une origine supé-
« rieure.

« Les maladies sont de deux sortes : les unes sont
« aiguës, les autres chroniques. Celles-ci sont gou-
« vernées par le cours du soleil, parce que cet as-
« tre met une année à parcourir le zodiaque, et par
« conséquent se meut lentement. Les premières
« sont régies par le cours de la lune, parce que la
« lune parcourt le zodiaque en un mois. Il s'ensuit
« que la lune domine les choses inférieures, non
« point à cause de sa plus grande puissance, mais
« parce que cet astre se rapproche davantage de
« nous et reçoit l'influence du monde inférieur.
« Voilà pourquoi elle domine l'élément liquide,
« ce que prouvent les coquillages, le flux et le re-
« flux de la mer, etc. »

Il énumère ensuite les signes du zodiaque, en
indiquant leur complexion, *froide* ou *chaude*, *sèche*
ou *humide*, et leur relation avec tels ou tels organes humains. Le scorpion n'a pas le département
le plus noble.

Après les signes du zodiaque, viennent les attributions des sept planètes errantes : *Saturne, Jupiter, Mars, le Soleil, Vénus, Mercure et la Lune.*

Mes lecteurs seront peut-être bien aises de savoir quelles sont les qualités bonnes ou mauvaises des astres sous l'influence desquels ils sont nés.

« Il faut d'abord savoir que chaque étoile, à l'ex-
« ception du soleil et de la lune, a deux demeures:
« la première est celle qui lui est spécialement
« destinée et où elle a été créée. Elle s'y plaît infi-
« niment, comme un roi sur son trône, parce que
« la demeure est de même essence que l'étoile. La
« seconde maison est moins noble et a beaucoup
« moins de puissance. »

SATURNE.

« Étoile malfaisante, ennemie de la vie, de com-
« plexion froide et sèche, se mouvant lentement.
« C'est l'astre des hommes maigres, mélancoliques,
« tristes, au teint noir, à la barbe rare, à l'esprit
« pesant, d'humeur malveillante, et qui souillent
« facilement leurs vêtements. Sa première maison
« est le *Capricorne,* la seconde est le *Verseau.* »

JUPITER.

« Astre bienfaisant, de complexion chaude et
» humide, et qui se meut avec lenteur. C'est la pla-
« nète des hommes bons, gracieux, pieux, respec-
« tables, qui ont la barbe épaisse, un peu rousse,
« et qui ne sont pas chauves. Sa première maison
« est le *Sagittaire,* la seconde est le signe des *Pois-*
« *sons.* »

MARS.

« Chaud et sec, malfaisant, d'un cours peu rapide.
« C'est l'étoile des gens irascibles, aimant les rixes,
« violents, méchants, chauves, et celle des écri-
« vains orgueilleux. Sa première maison est le *Scor-*
« *pion*, la seconde, le *Bélier*. »

LE SOLEIL.

« Planète bienfaisante, chaude et sèche, d'une
« marche un peu lente. C'est elle qui répand sur
« les hommes et sur tous les êtres vivants la lu-
« mière et la vie. Elle gouverne les hommes beaux,
« superbes de corps et de visage, qui conversent vo-
« lontiers avec les grands et les nobles. Sa maison
« unique est le signe du *Lion*. »

VÉNUS.

« Étoile froide et humide, de complexion tempérée,
« d'influence bienfaisante, réglant sa marche sur
« celle du soleil. Elle régit la jeunesse voluptueuse,
« lascive, aimant les plaisirs sensuels. Sa première
« maison est la *Balance*, la seconde le *Taureau*. »

MERCURE.

« De complexion tempérée, d'influence bienfai-
« sante, communiquant ses qualités bonnes ou mau-
« vaises à ceux qu'elle gouverne, selon leur propre
« nature. C'est la planète des hommes instruits,
« des savants, des prêtres, des gens blonds, de sta-
« ture moyenne et de mœurs douces. Sa première

« maison est la *Vierge*, la seconde le signe des *Gé-*
« *meaux.* »

LA LUNE

« De complexion froide et humide, d'humeur
« bienfaisante. L'eau est son domaine. Son cours
« est très rapide, puisque dans l'espace de 27
« jours et 8 heures elle parcourt tout le zodiaque.
« Elle gouverne les hommes mous, phlégmatiques
« et goutteux. Sa maison unique est le *Cancer.* »
Chaque planète a son influence propre ; mais
suivant l'influence des autres planètes avec lesquelles une *étoile errante* se trouve en conjonction,
son action est modifiée en bien ou en mal. « Trois
« ans avant l'invasion de la peste noire, le 24 mars
« 1345, au 19e degré du Verseau, il y eut, dit Guy
« de Chauliac, une conjonction des plus grandes
« de trois corps supérieurs, Saturne, Jupiter et
« Mars. Ce fut *l'universelle agente* de l'épidémie,
« car les plus grandes conjonctions, ainsi que j'ai
« dit dans mon *Livre d'astrologie*, signifient choses
« merveilleuses, fortes et terribles, comme chan-
« gements de règnes, avènement de prophètes et
« grandes mortalités... Il ne faut donc pas s'éton-
« ner si cette conjonction amena une terrible mor-
« talité parmi les hommes ; car le Verseau est un
« signe humain. »
Il était conséquemment nécessaire qu'un médecin connût à fond toutes les conjonctions possibles
des planètes, et c'est pour celà que Bernard de
Gordon recommandait si instamment à ses disciples de se pourvoir d'un bon *calendarium*.
Maintenant, qu'on se figure un pauvre malade

ayant, auprès de son lit, deux personnages en longues robes noires et en rabat, coiffés d'un bonnet pointu, avec des bésicles sur le nez, glosant des heures entières sur les quartiers de la lune, sur la complexion des planètes, leurs aspects, leurs conjonctions ; sur les jours critiques, les signes humains ou non humains, les maisons du 1er ou du 2e degré des étoiles, la nature et les degrés des signes du zodiaque, l'embonpoint ou la maigreur du patient, la couleur de ses cheveux, leur rareté ou leur abondance, et tout cela dans un latin plus barbare que celui des inscriptious populaires des murailles de Pompéi ; ne sera-t-on pas tenté de s'écrier pour lui, comme Plaute dans *l'Aululaire : Abi ! opera hic conducta est vestra, non oratio !* Il y avait de quoi mourir d'ennui, de peur ou de rire ! Mais alors, on prenait tout cela au sérieux, on avait le courage et le respect qu'inspire la foi, et l'espoir de la guérison, qui nous fait ingester stoïquement les drogues les plus amères, donnait un air de solennité religieuse à ces parades grotesques.

Gordon parle aussi des *horoscopes*. Sa théorie à ce sujet aboutit à d'étranges conséquences :

« Il faut savoir, d'après la doctrine des Egyptiens,
« que sous l'influence des constellations, et celle
« de toutes les parties de l'univers, l'heure où
« l'homme est conçu détermine les linéaments et
« la configuration de son corps ; et que de l'in-
« fluence dominante au moment de sa naissance
« dépendra *toute la conduite morale de sa vie*; de
« telle sorte que, si les astres n'influent point, *quant*
« *à la nécessité*, ils influent *quant à la prédisposition*

« *et à l'aptitude*. Ainsi, celui qui, par la vertu des
« étoiles, sera apte à une fonction, n'aura jamais
« l'aptitude contraire. En confirmation de ce prin·
« cipe, les Égyptiens racontent une foule d'exem-
« ples ; en voici un. Le fils d'un certain roi avait,
« par les influences célestes, une grande aptitude
« pour les arts mécaniques ; mais il était absolu-
« ment impropre à toute autre fonction. Vainement
« son père lui mettait dans les mains une lance et
« un bouclier, il courait toujours dans les bouti-
« ques des artisans, et devint un ouvrier très ha-
« bile. »

« On raconte également que deux philosophes
« arrivèrent la nuit dans la maison de ce même
« prince, qui exerçait le métier de tisseur, et y re-
« çurent l'hospitalité. Cette même nuit, la femme
« de cet artisan mit un fils au monde. Les philoso-
« phes notèrent l'adéquation des planètes, le lever
« des astres, et trouvèrent que le nouveau né était
« prédisposé à l'étude de la philosophie. Ils écrivi-
» rent sur leurs tablettes le nom du père, celui de la
» mère et celui de l'enfant ; et il advint, longues
« années plus tard, que le tisseur voulant enseigner
« son art à son fils, le jeune homme s'y refusa, et
« finit par fuir la maison paternelle pour se réfugier
« auprès des deux philosophes qui avaient assisté
« à sa naissance. Il ne les quitta plus et devint
« philosophe comme eux. »

Cette vocation intra-utérine, émanant des planètes et des signes du zodiaque, n'était au fond, on le
voit, que la doctrine du fatalisme oriental. Elle tendait à nier la liberté de l'âme et à exclure la mo-
ralité des actions humaines. Il est vrai qu'à cette

époque, la philosophie d'Averroès (1), fondée sur le principe de *l'âme universelle*, commençait à envahir les écoles, au point que le prieur des servites de Padoue, homme de mérite, qui avait professé la théologie avec succès à Paris, à Bologne et à Padoue, était appelé l'*Averroïste,* à cause de son engouement pour le philosophe arabe, dont il avait commenté les œuvres.

Une part très large, dans la diffusion de ces doctrines, revenait aux médecins juifs, très-nombreux alors en Italie et dans le Comté venaissin. Je réserve pour la 2ᵉ partie de cette étude ce qui, dans mes notes, concerne l'histoire de ces médecins ; mais je dois dire ici que la préférence donnée aux israélites, pour tout ce qui était alors du ressort de la médecine, non seulement par le public, mais par les gouvernements et par le pape lui-même, malgré les prescriptions des conciles et des bulles pontificales, et malgré les sentiments hostiles des populations chrétiennes pour la nation juive, avait pour première cause la supériorité scientifique bien reconnue des médecins de cette nation. Elle leur appartenait depuis longtemps. Tandis que, sous la domination des races septentrionales, le sud de la Gaule était encore plongé dans les ténèbres de

---

(1) Averroès, dont le vrai nom est *Ibn-Rochd,* né à Cordoue vers 1120, mort à Maroc en 1206, fut en même temps juge, médecin, philosophe et théologien. Il s'attacha à la philosophie d'Aristote, dont le kalife Al Mamoun avait fait venir les œuvres à Constantinople pour les faire traduire en arabe. Averroès devint idolâtre de ce philosophe ; mais comme il ignorait le grec et le latin, l'histoire et la philosophie ancienne, il a commis dans ses commentaires les bévues les plus ridicules.

l'âge de fer, une civilisation brillante s'épanouissait au delà des Pyrénées. Les kalifes Omniades avaient fait de l'Espagne le grand foyer des sciences, des arts et des lettres dans l'Europe occidentale. Les universités de Cordoue, de Séville et de Tolède étaient fréquentées par tous les hommes avides de savoir. C'est à Cordoue et à Séville que le célèbre Gerbert puisa les trésors de l'immense érudition qui l'a rendu si supérieur à son siècle. Nous verrons plus loin ce que valait, au fond, toute cette science ; mais tout est relatif, et, comme dit le proverbe asiatique, *dans l'obscurité de la nuit, la plus petite lumière est un soleil* (1). Les Juifs, que leur origine sémitique rapprochait davantage des Musulmans, et qui, par la même cause, apprenaient plus facilement la langue arabe, affluaient dans les collèges moresques, et se répandaient ensuite dans le monde entier. C'est eux, croit-on, qui introdui-sirent la médecine des Arabes à Montpellier ; la réputation dont la capitale du marquisat de Provence jouissait au loin, comme centre commercial et politique, dut les appeler de très bonne heure à Avignon. Nous les y voyons en grand nombre au XIVe siècle.

Mais ce n'était pas seulement à leur habileté professionnelle que les médecins juifs devaient la faveur dont ils étaient entourés dans cette ville ; ils ne se bornaient pas à exercer les fonctions multiples de physiciens, de barbiers, d'astrologues, ils étaient encore marchands et banquiers. Ils vendaient à crédit à leurs clients des étoffes et des bijoux, et leur prêtaient de l'argent. Les anciens protocoles des notaires d'Avignon en font foi. Ce sont tantôt

(1) Le poète Saadi. *Gulistan.*

des obligations souscrites par les malades, en cours
de traitement, et acquittées après guérison ; tantôt
des dispositions testamentaires exécutées par les
héritiers. Ces prêts sont toujours faits à titre de
service amical, *purum et amicabile mutuum*; mais,
en hommes prudents, ces amis généreux prenaient
des garanties matérielles de remboursement. Ainsi,
maitre Bellaut de Stella, chirurgien, reconnaît avoir
reçu *trois pièces de robe, un corset et deux tuniques*,
que Jeanne de Monteolivo, d'Arles, lui avait données en gage, pour un prêt à elle fait pendant sa
maladie (1). On agissait ainsi même à l'égard d'un
coreligionnaire et d'un confrère. Maître Dieulosa
de Stella, juif et médecin d'Avignon, étant tombé
malade, et sa fille Réginette ayant épuisé ses res-
sources pour soigner son père, emprunta de l'argent à maître Bonjues de Beaucaire, physicien, et
en garantie de la somme qui lui fut prêtée, déposa
chez Bonjues deux coffres pleins de vêtements et
de joyaux. Le malade mourut, et ses héritiers
n'ayant accepté sa succession que sous bénéfice d'inventaire, on ouvrit les coffres pour en estimer le
contenu, procédant maître Pierre Saunier, notaire,
en présence de Pierre Ruffi, juge ordinaire de la
Cour temporelle de Saint-Pierre. L'acte de cette
opération (2) m'a fourni de curieux renseignements
sur l'état de maison de maître Dieulosal, ainsi que
sur les toilettes de sa fille.

On trouva dans les deux coffres, avec quelques
vêtements de soie et un corset de drap d'or, des

(1) *Min.* de Bassinelli. *1377 fol. 54.*
(2) *Fonds des Cordeliers, biens d'Avignon, acte du 27 no-*
vembre 1397. C. 1. Arch. départ. de Vaucluse .

ceintures d'argent doré, des ornements de tête, aussi
en vermeil et garnis de perles, des peignes d'ivoire
ouvragés, des miroirs avec cadres et pivots d'ivoire,
des *roues de soie* pour les juives (1), un bistouri à
manche doré, un autre à manche d'ivoire, sculpté
en forme de visage d'homme, avec une barbe d'argent (sans doute la figure d'Esculape).

L'inventaire ayant continué dans la maison du
défunt, située dans la Juiverie, on y trouva une
grande quantité de linges de corps, de lit et de ta-
ble, dans le nombre, une nappe brodée en soie, de
12 palmes de longueur, beaucoup de meubles sculp-
tés, de riches vêtements de femme, des houppelandes
fourrées pour hommes, des tapisseries de toile peinte
à personnages (*cum figuris hominum et mulierum*),
des couvertures de berceau en cendal rouge, des
éventails de paille et de plumes de paon, un rou-
leau de parchemin contenant l'histoire d'Esther,
deux livres de matines pour juives, en hébreu vulgaire ou roman (*matutinas pro muliere ebrayca scrip-
tas in ebrayco vulgari sive romancio*), dont l'un avec
des serrures et dix petits clous d'argent, un livre de
médecine écrit en arabe (*scriptum de littera arabica*),
des candélabres de laiton doré très élégants (*valde
pulchra*), un flacon de verre *de la façon de Montpellier*, un autre flacon de verre *de la façon de Damas*,
pour tenir de l'eau de rose, un vase de verre de Damas, ouvragé, avec un couvercle aussi ouvragé, une
branche de corail.

Il y a loin de là à ces intérieurs sordides que les

---

(1) Pièces d'étoffe que les lois civiles et ecclésiastiques
obligeaient les Juifs de porter sur leurs vêtements. Elles
avaient la forme d'une roue pleine.

romanciers prêtent aux physiciens juifs du moyen-âge ; Dieulosal de Stella et sa fille Réginette nous apparaissent bien plutôt comme ces opulents israélites que l'on rencontre en assez grand nombre dans notre colonie algérienne.

Pour subvenir aux dépenses d'une vie aussi confortable, il fallait beaucoup d'argent, et alors l'argent était rare ; les médecins chrétiens et juifs en prenaient de toutes mains ; ils en demandaient à diverses professions qui nous paraissent incompatibles, mais dont rien, en ce temps, n'empêchait le cumul. Pétrarque s'en indignait, avec son exagération habituelle, et il reprochait aux médecins leur avarice, l'avidité qui les poussait à « cueillir de l'or « dans les ordures des maisons du pauvre » ; mais ils s'en inquiétaient peu, estimant avec Vespasien, que « l'or sent toujours bon ».

Il en coûtait cher alors à ceux qui avaient le malheur d'être malades et qui ne voulaient pas se faire traiter dans les hôpitaux (1). J'ai eu la curiosité de savoir ce qu'on payait au XIVe siècle, pour une visite de médecin. Le *Cartulaire de Dulceline de Sade* (2) m'a fourni ce renseignement, que j'avais cherché

---

(1) Les établissements hospitaliers étaient très nombreux à Avignon au moyen-âge ; il y en avait dix-sept, en 1459, quand le cardinal de Foix, en vertu des bulles de Nicolas V et de Pie II, en opéra la réduction. Cinq seulement furent conservés. Quelques-uns avaient été fondés par de simples particuliers ; d'autres par des corporations religieuses qui les desservaient. En outre, tous les corps d'état avaient leurs *aumônes*, sorte de bureaux de bienfaisance distribuant des secours à domicile aux associés indigents. C'était là de la belle et bonne démocratie.

(2) Archives départementales de Vaucluse. *Papiers de la famille de Sade.*

vainement ailleurs. Cette dame, dans le cours d'une maladie assez longue, reçut les soins de trois médecins, deux juifs et un chrétien, en 1348. Elle donna à chacun d'eux, par visite, un demi-florin, soit 12 sols. C'est peu, à première vue ; mais il faut tenir compte de la différence existant dans la valeur des monnaies entre cette époque et la nôtre. Sous Charles VI, la livre tournois équivalait à un florin 16 sols du coin pontifical, monnaie courante à Avignon, et répondait à 27 francs, 34 centimes de notre monnaie. En réduisant le tournois et le florin à l'unité décimale, on trouve que 12 sols du XIVe siècle équivalaient à 817 centimes d'aujourd'hui, soit 8 francs 17 centimes.

La pharmacie n'était pas meilleur marché, les préparations empruntées à la matière médicale des arabes exigeant une multiplicité incroyable de substances, dont quelques-unes étaient d'un prix très élevé.

II

C'est dans les *Statuts d'Avignon*, édictés en 1242 ; que l'on trouve la plus ancienne disposition légale connue concernant les médecins.

« *Art. 130.* — QUE LES ÉPICIERS NE FASSENT POINT « D'ASSOCIATION AVEC LES MÉDECINS (1).

(1) Les épiciers *(speciatores)* vendaient alors toutes les substances employées comme remèdes, et qui sont aujourd'hui du ressort exclusif des pharmaciens. Leur nom était dérivé de celui de *species*, qui désignait déjà, chez les Ro -

« Nous ordonnons que les épiciers feront serment
« d'exercer fidèlement leur office, de ne point se
« concerter et s'associer avec les médecins ou avec
« l'un deux, de ne leur rendre aucun service, de ne
« leur faire aucun présent ni aucune promesse
« pour les engager à leur faire vendre des remè-
« des…. Et tous les médecins ou épiciers ou élè-
« ves en médecine ou en épicerie qui auront con-
« conclu entre eux des conventions ou des pactes
« pour que les médecins fassent vendre des remè-
« des aux épiciers, moyennant des présents ou des
« promesses faits aux médecins par les épiciers ou
« leurs élèves seront punis d'une amende de cent
« sols au profit de la cour temporelle, et ce que le
« médecin aura reçu indûment sera par lui resti-
« tué au profit de la communauté (1), et le dénon-
« ciateur en aura la moitié (?). »

Toute mesure coërcitive suppose un fait délic-
tueux préexistant ; de la défense faite aux médecins
de s'entendre avec les épiciers pour la vente des remèdes, on peut induire que de nombreux et graves
abus avaient éveillé l'attention de l'autorité. Les
médecins du xiii° siècle *poussaient*, comme on dit
vulgairement, *à la consommation*; ils saturaient leurs
malades de juleps, de cordiaux, d'électuaires, de
robs, de *confections* de toutes sortes, et les épiciers
partageaient fraternellement avec eux leurs béné-

mains, les drogues, les épices, les aromates tirés de l'Orient.
Le nom d'*apothicaires*, qu'on leur donnait aussi quelquefois
et qui se généralisa plus tard, vient de *apotheca*, magasin,
boutique.

(1) La ville.
(2) *Archives municipales.*

fices. C'est peut-être de ce temps que date l'expression : *comptes d'apothicaire.*

Il est encore parlé des médecins dans une délibération du Conseil de la ville d'Avignon, datée du 5 décembre 1288. A cette époque, Charles II d'Anjou, dit *le Boiteux,* essayait de reconquérir la Sicile que son père avait perdue en 1282, après les fameuses *vêpres siciliennes.* Les Avignonais lui prêtèrent 1000 livres et décidèrent que les notaires, les médecins, les monnayeurs et les clercs seraient tenus de contribuer à ce prêt (1).

Cela prouve que les médecins jouissaient en temps ordinaire de certains privilèges fiscaux, peut-être de l'exemption de toute charge publique.

Mais on ne rencontre pas jusque-là de règlement relatif à l'exercice de la médecine ; s'il existait à cet égard quelque ordonnance spéciale des comtes de Toulouse ou des comtes de Provence, co-seigneurs d'Avignon, elle n'est pas venue jusqu'à nous. Le premier acte législatif sur cette question émane de Charles II. Par une lettre du mois de juin 1297, ce prince mande aux sénéchaux de Provence de garder les conventions d'Avignon et de révoquer les ordonnances et mandements des officiers royaux à ce contraires. Il veut en outre que les médecins ne puissent pratiquer sans être au préalable examinés par le Conseil et la Cour royale (2), à qui il appartient aussi d'interdire aux médecins l'exercice de leur profession (3).

(1) *Arch. municip.* Boîte 37, pièce originale.

(2) Le conseil de la ville et la cour temporelle de Saint-Pierre.

(3) *Arch. municip.* Boîte 3, pièce originale.

On voit par cette lettre que les officiers royaux
et le sénéchal lui-même avaient dérogé quelquefois aux anciens usages et aux conventions de la
ville (1), et on peut en inférer que l'autorité municipale, concurremment avec les juges du tribu-
nal de St-Pierre, était depuis longtemps en posses-
sion du droit d'autoriser ou d'interdire l'exercice de la médecine dans la ville d'Avignon et
de faire examiner ceux qui demandaient à pratiquer cet art. C'est ce qui résulte aussi d'un article d'un règlement fait par le viguier et les juges
de St-Pierre au commencement du XV⁰ siécle, et
qui devait être, tous les ans, publié à son de trom-
pe dans la ville.

« Art. 103. Des Barbiers et Chirurgiens.

« Tout barbier et chirurgien doit déclarer au
« greffe des enquêtes de la cour temporelle les bles-
« sures, meurtrissures, ruptures des os, déchirures
« des membres qu'il aura été appelé à traiter, le
« jour même où ses soins auront été demandés,
« sous la peine de 40 livres, dont le dénonciateur
« aura le quart. »

« Et qu'aucun barbier et chirurgien qui n'aura
« pas, dans l'année, prêté serment, n'ose exercer
« sa profession dans cette ville, avant qu'il n'ait
« prêté le serment d'usage devant la cour tempo-
« relle, sous la peine de 40 livres (2). »

---

(1) Ces conventions, dites *perpétuelles*, furent passées entre les Avignonais, Alphonse II, comte de Toulouse, et
Charles 1ᵉʳ d'Anjou, comte de Provence, le 6 mai 1250.

(2) *Arch. municip.* Boîte 11, pièce 15. *Generales preconi-*
sationes fieri solitæ per curiam temporalem civitatis presen-
tis Avinionis.

Ces mesures étaient motivées par les rixes fréquentes qui avaient lieu, la nuit venue, dans certains quartiers d'Avignon, et où les étudiants, jouaient souvent le rôle d'agresseurs. Elles complétaient la défense faite à tous les citoyens par les statuts municipaux de porter sur eux des armes offensives. Dans les querelles nocturnes qui ensanglantaient souvent les rues de la cité, les barbiers que l'on appelait auprès des blessés, vendaient sans doute plus d'une fois leur discrétion, et contribuaient à dérober des attentats criminels aux recherches de la justice. En les obligeant à faire la déclaration susdite, l'autorité municipale avait voulu prévenir ces coupables compromissions.

L'article 19 du règlement précité défend aux épiciers et aux épicières de commettre aucune fraude dans la préparation des médicaments, dont ils ne pourront en aucune manière modifier la composition et le dosage.

Nous savons maintenant à qui appartenait le droit d'apprécier l'aptitude des aspirants médecins; mais quelle était la forme des examens probatoires ? Les lettres patentes de Charles II ne le disent pas ; on peut cependant s'en faire une idée d'après la manière dont on procédait en cette matière, un siècle et demi plus tard.

En 1461, un israélite, Salomon Mossé de Vétri, natif d'Avignon, se présenta devant Etienne de Montdragon, coseigneur du bourg de ce nom, et seigneur de St-Romain, viguier de la cour temporelle de St-Pierre, séant en cette cour, à qui il exposa que depuis longues années il étudiait à Avignon l'art de la chirurgie, et qu'ayant acquis dans

cet art une expérience suffisante, tant pour la théorie que pour la pratique, il avait l'intention de
l'exercer dans la dite ville, et de se vouer à la cure
des malades, afin de leur rendre la santé, avec l'aide
de Dieu. En conséquence, il demandait humblement au seigneur viguier de vouloir bien s'assurer
de son aptitude, et, à cet effet, le faire examiner par
quelques personnes compétentes, au jugement des-
quelles il se soumettait, et à la disposition desquel-
les il se tiendrait, aussi souvent qu'il leur convien-
drait.

Après avoir entendu la requête dudit Salomon
Mossé de Vétri, qui lui parut juste et fondée en
droit, considérant que toute demande légitime doit
être accueillie, le seigneur viguier délégua, pour
procéder à l'examen du postulant, les savants, cir-
conspects et discrets hommes ci-après nommés, qui
lui inspiraient toute confiance, savoir : Michel
Piaudi, maître ès-arts et licencié en médecine, physicien et médecin du Révérendissime père en Dieu,
Mgr Pierre, évêque d'Albano, cardinal de Foix, lé-
gat *a latere* du St-Siège apostolique dans la ville
d'Avignon, dans le Comté-Venaissin et dans plusieurs autres provinces, et Guillaume Anquithilli,
barbier-chirurgien et maître juré dans la ville d'A-
vignon, à cause de son habileté dans l'art de la
chirurgie.

Cette commission fut donnée, le 10 août 1460, en
présence de noble Clément Litardi, damoiseau, et
de maître Estienne Posieux, notaire public et sous-
clavaire de la cour temporelle.

Le 21 du même mois, en présence du notaire ci-
dessus nommé et des témoins soussignés, maîtres
Michel, physicien, et Guillaume, chirurgien, con-

formément à la commission à eux donnée par le
seigneur viguier, examinèrent en une seule séance
non interrompue, le susdit Salomon Mossé de Vétri, sur l'art de la chirurgie, et rendirent compte
de cet examen au viguier dans un rapport écrit et
signé par eux, dont la teneur suit :

« En vertu de la commission à nous donnée par
« magnifique seigneur messire de Montdragon,
« viguier de la ville d'Avignon, nous avons exa-
« miné soigneusement Salomon Mossé de Vétri,
« juif de nation, tant sur la théorie que sur la pra-
« tique de l'art chirurgical, selon la doctrine et les
« canons anciens et modernes, et nous affirmons lui
« avoir reconnu une aptitude suffisante, spéciale-
« ment dans la théorie, qui est la directrice de la
« pratique. C'est pourquoi, nous le déclarons apte
« à pratiquer toutes les opérations chirurgicales
« sur le corps humain, conformément aux princi-
« pes de l'art chirurgical. Toutefois, comme la chi-
« rurgie est le remède extrême de la médecine, se-
« lon la doctrine de Johannin(1) et d'Avicenne (sec-
« tion IV du livre I*er*, chap. I*er*), et qu'il présuppose
« l'emploi des tisanes et surtout de la diète, qui,
« d'après les canons, conviennent aux malades dans
« un grand nombre de cas, pour mettre sa respon-
« sabilité à couvert, quand son intervention sera
« nécessaire, il devra s'adjoindre un médecin qui
« l'aidera de ses conseils. »

Cette cédule ayant été lue et approuvée par le
seigneur Viguier, maître Salomon Mossé de Vétri
demanda au dit seigneur de vouloir bien l'autoriser

----

(1) Il s'agit peut-être de Johannin Assenden, médecin de
l'Université d'Oxford, très célèbre au XIV* siècle.

à exercer l'art de la chirurgie à Avignon et partout ailleurs, ainsi qu'il l'avait déjà sollicité. « Alors le « seigneur Viguier ayant vu, lu, entendu et com- « pris le rapport des dits sieurs Michel, physicien, « et Guillaume, maître chirurgien, attendu que la « demande de Salomon Mossé de Vétri lui parais- « sait juste, etc, concéda et attribua audit Mossé « la faculté d'exercer l'art de la chirurgie dans la « ville d'Avignon et ailleurs, et le requit de prêter « serment, la main posée sur le livre de loi de « Moïse, écrit en hébreu (1), de pratiquer le dit art « fidèlement et légalement, sans tromperie et sans « fraude. De quoi le dit Mossé de Vétri demanda « qu'il lui fût permis de faire dresser un ou plu- « sieurs titres authenthiques par moi notaire pu- « blic sous-signé » (2).

« Fait à Avignon dans le palais de la Cour tem- « porelle, près des Archives de la Trésorerie de la « dite cour, en présence des témoins ci-après dési- « gnés ; etc. »

Vu l'esprit routinier des chancelleries anciennes et modernes, et le respect des corporations pour le cérémonial consacré par un long usage, il est infiniment probable que la marche suivie à l'égard de Salomon Mossé de Vétri avait été adoptée de très bonne heure pour la concession des licences

---

(1). Pour les serments qu'ils prêtaient en confirmation d'un acte notarié, les Juifs, au moyen-âge, posaient la main, non point sur le livre de l'ancien Testament, mais sur l'ha- bit du notaire, comme on le voit dans cette formule : *Jura- vit tacta veste mei notarii ad legem mosaycam per jura men- tum quod Judei vocant* HAQUINIAM. (*Min.* de G. Rastelli 1448).

(2). *Min.* de Me Antoine Bonaud, notaire de la ville d'Avi- gnon.

de médecin et de chirurgien, en l'absence d'une faculté de médecine, conférant des grades et des diplômes.

La création de cette faculté se fit attendre bien long-temps à Avignon et fut des plus laborieuses. L'université instituée dans cette ville, en 1303, par le pape Boniface VIII, conformément au vœu de la population, exprimé par les consuls et par un certain nombre de professeurs libres, comprenait bien, en principe, l'enseignement de la médecine(1), mais, à cet égard, les bulles pontificales restèrent lettre morte pendant un siècle et demi. D'après une clause de ces bulles, l'examen des candidats au grade de docteur et de maître ès-arts dans les trois facultés de droit civil, de droit canon et de médecine, devait se faire en présence de l'évêque d'Avignon ou de son vicaire, et pendant la vacance du siège épiscopal, en présence du prévôt de Notre-Dame-des-Doms. Les grades étaient conférés au nom de l'évêque. Une disposition spéciale permettait à ce prélat d'autoriser l'examen à huis-clos (*per suffragia secreta*) de certains aspirants au doctorat qui pouvaient ensuite lire publiquement, sans autres licence ni examen. C'était un droit arbitraire et sans contrôle, comme on en rencontre dans tous les temps et sous tous les régimes. Aujourd'hui, il y a aussi des docteurs reçus, sans épreuves préalables, en vertu d'un simple arrêté ministériel.

Mais les statuts de Boniface VIII ne visent que les candidats aux grades de « docteur et de maître « ès-arts » aspirant au titre de professeur, ceux qui *voulaient lire*. Quant aux simples praticiens, quel

______

(1). *Bulles des calendes de juin et de juillet 1303.*

que fût leur titre, *médecins* ou *physiciens, chirur-giens* ou *barbiers*, ils recevaient sans doute leur li-cence des mains du viguier, comme le juif Mossé de Vétri, après un examen subi devant un jury ins-titué par ce magistrat. Il paraît même que les prescriptions des lettres patentes de Charles II sur la nécessité de cet examen n'étaient pas bien rigou-reusement observées, et que les médecins diplômés et assermentés souffraient complaisamment la con-currence de guérisseurs d'aventure, d'empiriques dépourvus de titres professionnels.

Le 12 octobre 1441, par devant maître Gilles Ras-telli, notaire à Avignon, comparaissent maître Guido Rastelli, *broquier* (1), Pierre de la Thou-roye, sergent de la Cour temporelle, et sa femme Catherine. Celle-ci est affligée d'une grave infirmité du sein, et par acte authentique, maître Guido s'engage à la guérir radicalement, avec l'aide de Dieu. De leur côté, Pierre de la Thouroye et sa femme promettent de lui payer une somme de 12 florins, après guérison dûment constatée par des médecins et autres personnes compétentes (2).

Cette dernière clause témoigne d'une tolérance bien singulière du corps médical à l'égard des em-piriques; il semble surtout hors de vraisemblance qu'une faculté de médecine laissât s'accomplir au-près d'elle des faits aussi attentatoires à ses préroga-tives et à ses pouvoirs disciplinaires. Cette anomalie s'explique facilement; il n'y avait pas encore à Avi-

---

(1) *Broquerius*, fabricant de brocs, seaux et autres objets de boisselerie.

(2) *Min.* de G. Rastelli. *Ann. 1441-1442 pag. 46.*

gnon de faculté de médecine. L'évêque Bertrand Aymini, dans ses statuts et règlements de 1303, dit bien qu'ils ont été faits du consentement des docteurs en droit canon, en droit civil **et** *en médecine*, mais il n'ajoute rien qui implique l'existence d'une faculté de cet ordre. Quant aux nouveaux statuts édictés en 1398 par l'évêque Gilles de Bellamera, et en 1425 par l'évêque Guidon, ils sont approuvés par les docteurs en droit canon et en droit civil ; il n'est pas question des docteurs en médecine. Seize ans plus tard, le 23 novembre 1441, l'évêque Alain de Coétivi, réglemente de nouveau le régime intérieur de l'université. Cette fois, il est parlé des *maîtres en médecine* ; il est dit qu'ils commenceront leurs cours le 4º jour après la fête de saint Luc, à St-Martial ; mais il faut croire que ces cours eurent peu de succès et qu'ils furent bientôt interrompus, puisque, une quinzaine d'années après, on voit les médecins d'Avignon solliciter instamment auprès des syndics de la ville *l'établissement* d'une université de médecine. Le 28 octobre 1458, le Conseil de ville fut appelé à délibérer sur cette question, et il décida à l'unaminité des suffrages, que des instructions conformes au vœu des pétitionaires seraient données aux ambassadeurs qui devaient bientôt se rendre à Rome pour complimenter le nouveau pape Pie II de son avènement au trône pontifical.

Ces ambassadeurs étaient :

Guillaume Cabassole, *aliàs* de Réal, syndic des originaires, Jacques Bisquerii, florentin, syndic des ultramontains, et Jean Sextoris, syndic des citramontains.

Ils portaient au pape, selon l'usage, un riche présent de vaisselle d'argent.

La députation fut parfaitement accueillie par
le souverain pontife, et la chancellerie romaine
s'affranchit en cette occasion de ses lenteurs tradi-
tionnelles, pour donner une solution presque im-
médiate aux questions qui intéressaient l'université d'Avignon.

Par une bulle du 11 janvier 1459, Pie II réorga-
nisa cette corporation sur de nouvelles bases. Désormais, elle devait comprendre : 1° une faculté
de théologie, une faculté de droit canonique et civil, une faculté de médecine, une faculté des beaux
arts ou arts libéraux; le tout ne formant qu'un seul
corps universitaire. Trois régents étaient attribués
à la faculté de médecine.

Malheureusement cette bulle ne fut jamais exé-
cutée ; l'université d'Avignon, dont elle boulever-
sait toute l'économie, la considéra comme non ave-
nue. Aussi le Conseil de la ville, vivement préoc-
cupé de ce regrettable état de choses, essaya-t-il
de pourvoir à l'enseignement de la médecine en
appelant à Avignon des médecins étrangers. Il s'en
présenta plusieurs. En 1467, le Conseil accorda 100
écus d'honoraires annuels à un *physicien* arrivé
depuis peu, à condition qu'il enseignerait son art,
qu'il ne pourrait sortir de la ville sans la permis-
sion des syndics, même pour raison de peste, et
qu'il visiterait les pauvres comme les riches, toutes les fois qu'il en serait requis (1).

En 1480, le conseil eut à délibérer sur la demande
suivante :

(1) *Délibération du 13 octobre 1467.*

« A vous nos seigneurs Consuls de cette ville
« d'Avignon, expose humblement Maître Guillaume
« Imberti, maître ès arts et bachelier en médecine
« de Montpellier, que, quoiqu'il y ait ici une uni-
« versité avec une faculté de médecine, l'étude et
« l'exercice de cette science, toute nécessaire qu'elle
« soit, sont entièrement négligés (1), ce qui lui
» donne lieu d'offrir à la ville d'y enseigner la phy-
« sique et la philosophie aux conditions ci-après :
« 1° Il sera aggrégé au corps des médecins en la
« même forme et sous le même titre qu'il a été ap-
« prouvé dans l'université de Montpellier : 2° il
« jouira de tous les privilèges dont doivent jouir
« M. le primicier et MM. les docteurs, licenciés
« bacheliers et étudiants;
« Il fera ses leçons à 1 heure et à 2 heures après-
« midi, au cas que Me Pierre Robini, doyen, et Me
« Jean Guillermi, professeur de cette université,
« veuillent faire les leurs à 8 et à 9 heures du ma-
« tin. » etc.

Il résulte de cette dernière clause qu'il y avait
bien alors à Avignon une faculté de médecine,
mais il paraît que le personnel des professeurs
était insuffisant. Ce Jean Guillermi était lui-même
un professeur à titre temporaire ; le Conseil de la
ville l'avait fait venir de Montpellier et avait passé
avec lui un engagement de trois ans, aux honoraires de 100 florins par an.

Me Guillaume Imberti fut gagé aux mêmes conditions (2).

(1) *Cum studium atque exercitium scientiæ medicinalis ad
presens vacent et deserantur.* »

(2) *Délibération du 8 mai 1480.*

En 1485, un médecin marseillais, que *l'on disait très habile*, offrit aux syndics de se fixer à Avignon, si la ville voulait lui donner quelque chose, *une fois tant seulement*, pour le mettre en état de faire venir sa famille qui était à Marseille. Le Conseil délibéra de lui allouer 100 florins (2).

Mais ces expédients ne répondaient que très imparfaitement aux nécessités de la situation. Les professeurs étrangers constituaient un personnel essentiellement mobile ; l'appât d'une position plus lucrative les attirait souvent ailleurs. Dans sa bulle du 13 septembre 1493, par laquelle il règle le chiffre des appointements des fonctionnaires de l'université, le pape Alexandre VI ne mentionne qu'un *seul* régent de médecine, qui devait recevoir 50 florins par an. De là, les négociations incessantes de la municipalité avignonaise en cour de Rome. Elles finirent par aboutir, en 1503, grâce à l'intervention du cardinal Julien de la Rovère, évêque d'Ostie, qui fut plus tard Jules II. Les statuts nouveaux approuvés par ce cardinal, sur la proposition de son neveu, Galéoto de la Rovère, recteur du Comté Venaissin, attestent l'existence de docteurs *legentes in medicina* ; ils fixent la formule du serment professionnel des médecins. Toutefois, il faut reconnaître que la faculté de médecine d'Avignon ne fut jamais bien prospère : elle était trop près de l'école de Montpellier. Dans le temps de son plein fonctionnement, en 1716, quand le pape Clément XI y créa une chaire de botanique, elle

---

(1) *Délibération du 14 mai 1485.*

3.

ne comptait en tout que *trois* professeurs (1)

Si les médecins étaient rares à Avignon à l'origine de cette faculté, en revanche, les *irréguliers* de la médecine y foisonnaient. Ils y prenaient toutes sortes de noms que le règlement du 21 novembre 1577, approuvé par le pape Grégoire XIII, nous a conservés dans son article 9 : Nemo, nisi doctor « hujus vel alterius celebris academiæ, intra civi- « tatem Avenionis medicam facultatem profiteatur « artemve exercito, et proinde *pharmacopolæ, chi-* « *rurgi, myropolæ, tonsores, aliptes, renunctores, obs-* « *tetrices,* omnesque empirici a medicina facienda « prohibentur (2). »

(1) Les autres facultés n'étaient pas non plus très florissantes. Le Conseil de la ville cherchait de tous côtés des professeurs, mais il ne voulait pas les payer Il leur accordait seulement l'exemption des droits de gabelle pour le vin et autres objets de consommation. La délibération prise à ce sujet le 18 septembre 1478, est caractéristique, et ne donne pas une haute idée de la libéralité de l'assemblée municipale. « Sur la question des 100 ducats d'or à remettre au « Révérendissime gouverneur pour être partagés entre MM. « les docteurs, afin qu'ils régentent cette année, il a été « délibéré de ne point donner cette année ni à l'avenir cette « somme ni aucune autre, et que la ville restera libre à cet « égard, en sorte que si MM les docteurs veulent enseigner, « ils le fassent sans honoraires. et que, s'ils ne le font pas, « ils soient assujétis au paiement des droits de gabelle et en- « trées, comme les autres citoyens Et incontinent le Conseil « a délibéré que MM. les Consuls auront pouvoir de faire « venir des docteurs étrangers pour enseigner dans cette « ville, *à condition qu'elle ne leur donnera rien.* »

(2). *Pharmacopolæ,* charlatans, marchands d'orviétan.

Chirurgi, chirurgiens. Les chirurgiens et les pharmaciens ont toujours fait une rude concurrence aux médecins pour le traitement des maladies. Ils furent long temps à se soumettre aux inhibitions des statuts de 1577. Les docteurs

L'exercice de la médecine était interdit par cet article à tous les empiriques, et permis seulement aux docteurs de la faculté d'Avignon et des autres universités en renom. Mais, comme il arrive toujours, la rigueur du principe s'amollit beaucoup dans la pratique.

Revenons maintenant sur nos pas, et voyons quelle fut, au moyen-âge et au commencement des temps modernes, la condition légale des médecins juifs à Avignon.

Il n'est pas hors de propos, dans l'étude de cette question, d'exposer les vicissitudes qu'ont subies, dans les états ultramontains de l'Église, les relations civiles des Israëlites avec les Chrétiens.

A partir de Grégoire le Grand, les papes s'étaient généralement montrés bienveillants envers les Juifs. Ils les avaient plus d'une fois protégés, et les règle-

leur intentèrent un procès en 1656, pour exercice illégal de la médecine.

Myropolæ, du grec μυροπώλης, marchand de parfums. Ils vendaient des pommades et des poudres, qui avaient, selon eux, certaines vertus thérapeutiques.

Tonsores, barbiers, ou plutôt tondeurs d'animaux, qui guérissaient *au secret*.

Aliptes du grec ἀλείπτης, esclaves chargés de frotter et de parfumer les baigneurs. C'étaient des *barbiers-étuvistes*, comme ceux qui formèrent une corporation au XVII⁰ siècle, et sur lesquels Walckenaër a donné de si curieux détails dans ses *Mémoires touchant la vie de Mme de Sévigné.* Ils prétendaient guérir certaines infirmités au moyen de frictions pratiquées sur les malades.

Renunctores, renoueurs. Cette espèce de guérisseurs s'est conservée jusqu'à nos jours dans quelques départements de l'Ouest et dans les montagnes des Vosges, où on les appelle *rhabilleurs de membres*.

Obstetrices, accoucheuses. Leur spécialité médicale était de restreindre l'application du premier précepte de la Genèse.

ments qu'ils avaient portés contre eux atteignaient plutôt leur religion que leurs personnes. En fixant son siège à Avignon, la papauté apportait donc dans cette ville des traditions de tolérance et de faveur tutélaire qui dataient de plusieurs siècles (1).

Les Juifs le comprirent ainsi : « Dès que l'établissement des pontifes à Avignon fut décidé, on y vit affluer, dit M. Beugnot (2), une nuée d'Israélites que le commerce, autant que l'espoir du repos, y attirait. »

Clément V les reçut avec empressement. Il les protégea contre les violences des bandes d'Anglais et d'Allemands qui vinrent à Avignon, en 1309, dans l'espoir que les chevaliers hospitaliers les emmeneraient avec eux à la conquête de l'île de Rhodes (3).

A cette époque, le roi de France, Philippe le Bel dépouillait les Juifs et les bannissait de ses États.

Jean XXII déploya plus de zèle contre le Judaïsme et fit brûler le Talmud ; mais il se montra tolérant et humain pour les Juifs, et brava même, dans la protection qu'il leur accorda, les préjugés de son siècle et les règles de la législation féodale, en abolissant l'usage de confisquer les biens des Israélites convertis. Par le seul fait de sa conversion, le juif, personne servile, sortait du servage et il devenait libre ; mais il avait violé la foi qu'il devait à son seigneur et s'était rendu coupable de forfai-

(1) Bardinet, *Condition civile des Juifs dans le Comté Venaissin.*

(2) Beugnot, *Histoire des Juifs d'Occident.*

(3) Basnage et M. Beugnot disent que c'étaient des *Pastoureaux*, mais ceux-ci ne parurent que plus tard, sous le pontificat de Jean XXII

ture. La loi féodale le traitait en vassal rebelle. En 1320, Jean XXII eut le courage d'abolir cette odieuse contume ; il déclara que les néophytes seraient désormais à l'abri de toute spoliation (1).

En ce temps, une calamité formidable s'abattit sur les Juifs de l'Aquitaine, de la Gascogne et du Languedoc. Une armée de brigands qui s'étaient levés par milliers sur tous les points de la France, sous prétexte de délivrer la Terre-Sainte, se mit à piller les populations et à dévaster les villes qui ne pouvaient lui résister. Ces bandits, nommés *Pastoureaux*, parce qu'ils s'étaient recrutés surtout parmi les bergers et les serfs, avaient pris pour cri de guerre : EXTERMINATION AUX JUIFS ! Ils égorgèrent, en effet, les Juifs d'Alby, de Toulouse, de Narbonne, de Carcassonne, avec des raffinements de cruauté inouis, et menacèrent d'un sort pareil ceux de Montpellier. Les malheureux qui avaient pu échapper au massacre, ceux qui voyaient s'approcher leurs féroces ennemis, traversaient le Rhône et se réfugiaient à Avignon, implorant le secours du pontife romain. Il ne leur fit pas défaut. Jean XXII, menaça des censures ecclésiastiques quiconque prendrait les armes pour la croisade avant qu'il eût fixé l'époque du départ. Il écrivit en même temps au sénéchal de Beaucaire pour le prier d'arrêter la marche des Pastoureaux. Les églises et les forteresses reçurent des garnisons et des munitions de guerre. Défense fut faite aux chrétiens de vendre des vivres aux prétendus croisés. Le sénéchal

(1) Depping. *Les Juifs au moyen-âge, chap. IX.* — Bédarrides. *Ibid. pag. 265.*

fit publier que les Juifs étaient sous la protection du roi, et ordonna à tous les citoyens de les secourir au besoin. Il marcha ensuite à la rencontre des Pastoureaux; avec des troupes régulières, en fit pendre un très grand nombre et dispersa leur armée, qu'on évaluait à 40,000 hommes. C'est ainsi que, grâce à l'intervention énergique de Jean XXII, les Juifs du Comtat furent préservés d'une destruction totale.

Mais l'année suivante, ce pape si libéral ne sut pas résister à la pression de l'indignation publique surexcitée au plus haut point par la découverte du *complot des Lépreux*. On accusait ceux-ci d'avoir voulu empoisonner les puits et les fontaines dans toute la France, à l'instigation des Juifs, soudoyés par le kalife de Grenade. Philippe-le-Long fit emprisonner tous les lépreux du royaume ; leur procès fut instruit et un grand nombre de ces malheureux furent brûlés. Beaucoup de Juifs eurent le même sort ; ceux qui échappèrent au bûcher furent chassés de France, et se réfugièrent, les uns en Allemagne, les autres en Hollande, à Avignon et dans le Comté-Venaissin. Le pape, touché de compassion, les accueillit d'abord sans hésiter et leur fit distribuer des secours. Mais une coalition redoutable se forma bientôt contre eux entre les membres du clergé inférieur, les artisans chrétiens, le peuple et les *débiteurs* des Israélites. Jean XXII se décida à publier un décret de bannissement. Le roi Robert intervint alors, et, à sa prière, le pape s'empressa de révoquer un édit qu'il n'avait signé qu'à regret (1).

1) Almaric Auger, *Vie de Jean XXII.* —Contin. de Nangis. *pag. 692*, Bardinet, *Op. cital.*

Benoît XII ne se montra pas moins bienveillant envers les Juifs ; aussi, a-t-on remarqué que, sous son pontificat la population israélite avait sensiblement augmenté à Avignon et dans le Comtat.

Mais ce fut Clément VI qui, de tous les papes, déploya le plus d'humanité et de sagesse à l'égard des Juifs. Il leur donna un témoignage éclatant de justice pendant la peste de 1348.

La plupart des auteurs contemporains disent que cette terrible épidémie avait pris naissance dans le royaume de Cathay ; c'est le nom que l'on donnait alors à la Chine. Dans l'espace d'un an, elle désola toute l'Asie.

De l'Asie, elle passa en Afrique, où elle fit un nombre immense de victimes.

Elle fut portée en Europe par des marchands génois et catalans qui commerçaient dans les Indes et venaient de Syrie. Ils débarquèrent en Sicile leurs marchandises infectées, puis à Pise et à Gênes, d'où la contagion se répandit dans toute l'Italie.

Par Marseille et les ports de Catalogne, elle gagna bientôt l'intérieur de la France et de l'Espagne.

En 1349, elle dévasta les bords de l'Océan et les îles de cette mer ; en 1350, l'Allemagne et tout le nord de l'Europe. Elle parcourut ainsi toutes les contrées de ce continent dans l'espace de trois années, et y enleva, dit-on, plus du tiers de la population (1).

---

(1) Jean et Mathieu Villani, *Chron.*, *liv. XII*, *chap. 83. Liv. I. Chap. 1.* — Corthusi, *Liv. IX*, *chap. 14.* — Platina, *Hist. des papes et des empereurs.*

Tels furent le point de départ et l'itinéraire de cet horrible fléau ; mais l'imagination du peuple, portée au comble de l'épouvante, lui assigna une autre origine. En France, en Allemagne, en Suisse, où les Juifs étaient en horreur, on les accusa d'avoir empoisonné les puits et les fontaines, et on les persécuta cruellement (1). Quand la peste envahit Avignon et le Comté Venaissin, où elle exerça, en quelques mois, d'épouvantables ravages, un immense cri de colère et de vengeance s'éleva dans ce pays contre les Israélites, et leur vie était partout menacée.

Clément VI les protégea courageusement. Il publia deux bulles très énergiques par lesquelles il les justifiait des crimes monstrueux qu'on leur imputait, et défendait, sous les peines les plus sévères, de les poursuivre pour ce motif, et de les forcer à recevoir le baptême. En même temps, il prescrivit des mesures sanitaires pour combattre les progrès de la contagion, et fit venir à grands frais à Avignon des médecins étrangers, pour remplacer ceux qui étaient morts ou qui avaient fui (2).

(1) Charles Muller. — Basnage. — On prétendit que, indignés de ce que le concile d'Avignon, tenu en 1337, avait défendu aux chrétiens d'épouser des juives et de se servir de médecins juifs, ils étaient allés chercher la peste aux Indes et l'avaient apportée en Europe. (*Albertus Argentinensis.*)

(2) Guy de Chauliac et Chalin de Vinario quittèrent alors Montpellier pour se fixer à Avignon. Ces deux médecins ont laissé une description de la peste noire. Guy de Chauliac montra beaucoup de dévouement dans le traitement des pestiférés, et c'est lui qui eut l'idée de faire allumer de grands feux qui brûlaient jour et nuit sur le rocher des Doms et dans les cours du palais pontifical, pour désinfecter l'at-

Sa voix, malheureusement, se perdit dans les clameurs furieuses des populations, et ne fut écoutée qu'à Avignon et dans le Comté Venaissin (1).

Innocent VI, Urbain V, Grégoire XI, Clément VII (2) et Benoît XIII (3) imitèrent l'exemple de ce pape.

mosphère. Il avoue ingénument qu'*il avait peur* ; mais il n'en resta pas moins à son poste. « Et moy, dit-il, pour « éviter infamie, n'osay point m'absenter, mais avec conti- « nuelle peur me préservay tant que je pus. » Il avait d'autant plus de mérite que beaucoup de ses confrères « n'oso- « yent visiter les malades, de peur d'être infects. » (*La grande chirurgie*, traduite par Laurent Joubert, chancelier de l'université de Montpellier.)

(1) Bardinet, *Op. cit.*

(2) On lit dans les manuscrits de M. de Cambis - Velleron (Tome III, fol. 138), une anecdote qui ressemble un peu à une légende, mais que l'histoire confirme en partie Lorsque le pape Clément VII revint siéger à Avignon au mois de juin 1379, Jeanne, reine de Naples, lui donna quelques galères pour le transporter à Marseille, et de là à Avignon, avec les cardinaux de son parti. (Zurita, *Annales d'Aragon*. *Liv. XVI, chap.* 24). Le chroniqueur avignonais dit que ces galères appartenaient à un riche Israélite de Florence, Josué d'Amant. Il ajoute que dans un voyage que le pape fit *incognito* sur les côtes d'Italie, Josué l'escortait avec ses galères, lorsqu'il fut attaqué par des vaisseaux que les partisans d'Urbain VI avaient envoyés à sa poursuite. Le juif fit preuve d'un grand courage dans le combat, et fut assez heureux pour ramener le pontife sain et sauf à Avignon. L'attachement de ces deux hommes fut encore augmenté par la conversion de Josué d'Amant. Clément VII le baptisa dans l'église de Notre-Dame des Doms, et changea son nom en celui de *Joseph de Saint-Amant de Jésus-Christ*. Le nouveau chrétien quitta Florence et vint s'établir à Avignon avec sa famille. Le pape lui donna les principaux emplois du palais apostolique et lui fit acheter la terre de *St-Chamas*, en Provence, dont sa postérité a pris le nom.

(3) Benoît XIII, le célèbre Pierre de Luna, eut pour ami Josué Halorqui, devenu l'apôtre de l'Espagne sous le nom de *Jérôme de Ste-Foy*, (*Les Juifs d'Espagne*, par Amador de los Rios).

Il fallait une grande énergie de volonté pour oser alors prendre la défense des Juifs. Dans toute l'Europe, ils étaient l'objet d'une haine aveugle et implacable. En Provence, la reine Jeanne les persécutait ouvertement, et dans plusieurs localités on les traquait comme des bêtes fauves (1). A Avignon même, la population chrétienne les voyait de très mauvais œil, et le Conseil de la ville recevait des doléances continuelles sur la concurrence déloyale et ruineuse que les Juifs faisaient à tous les corps de métiers (2). On leur reprochait aussi de prêter de l'argent avec des usures énormes (3). On les chargeait enfin de méfaits imaginaires inventés par l'ignorance et le fanatisme. Sans doute, on doit attribuer à une réelle supériorité d'esprit, à une conception intelligente des intérêts religieux, la tolérance des pontifes avignonais envers leurs sujets israélites ; mais on peut penser, je crois, que

(1) Nostradamus, *Histoire de Provence, pag. 384, 405.*

(2) *Délibérations du Conseil de Ville du 13 décembre 1479, du 13 janvier 1480, du 11 décembre 1488, du 15 juin 1493, etc.* Les Juifs avaient envahi toutes les industries, même celle de la *librairie ecclésiastique.* Le 2 décembre 1451 MM^{es} Salomon Ferrussol et Davin Bon-Nom, israélites, habitants d'Avignon, vendirent à Christophe Botini, de Sisteron, licencié ès-lois, pour le prix de 30 écus d'or, un livre intitulé: *Archidiaconus aliàs Rosarius super Decreto (Min* de Gilles Rastelli *An. 1451, fol. 100.)*

(3) Les intérêts annuels atteignaient quelquefois 40 %. chiffre avoué. Il est juste de dire que les usuriers de ce temps n'étaient pas tous juifs; l'usure était aussi largement pratiquée chez les Chrétiens. Les protocoles des notaires du XIVe et du XVe siècle sont remplis d'actes relatifs à des prêts sur gage. Hommes et femmes, clercs et laïcs, tout le monde s'en mêle ; les bulles pontificales, les décrets des conciles n'y peuvent rien.

l'influence des médecins de cette nation en revendique aussi l'honneur dans une large mesure (1). En ce temps d'épidémies presque permanentes, quand des menaces de mort planaient sans cesse sur les populations, surtout dans les grandes villes, alors construites dans de très mauvaises conditions hygiéniques, les médecins étaient devenus des personnages très importants ; on voyait en eux, les fantasmagories astrologiques aidant, comme les arbitres de la vie et du trépas. Cela tempérait singulièrement l'exaltation des préjugés de culte. Les médecins chrétiens étaient rares à cette époque, et leur science, je l'ai déja dit, était effacée par celle des médecins juifs. Pour se ménager leurs services, le clergé fut obligé de se départir de sa sévérité à l'égard des Israélites (2). Les conciles défendaient bien, en principe, de recevoir les soins d'un médecin juif, et renouvelaient de loin en loin cette interdiction, dans les intervalles de rémission de la

(1) Ils faisaient quelquefois de l'abolition d'une mesure vexatoire la condition expresse de leurs services. En 1383, lorsque le duc d'Anjou guerroyait contre Charles de Duras, son compétiteur au royaume de Naples, il envoya le seigneur de Bellegarde, sénéchal du Languedoc, faire le siège de la capitale de la Provence. Une épidémie très meurtrière de dyssenterie se déclara bientôt dans l'armée assiégeante qui la communiqua aux troupes marseillaises. Celles-ci furent contraintes de recourir aux médecins juifs, qui refusèrent de les soigner jusqu'à ce que le Conseil de la commune les eût dispensés de porter le signe que les conciles et les ordonnances royales les obligeaient à coudre sur leurs vêtements. Ils invoquèrent à cette occasion ce texte de l'Ecclésiaste : *Honora medicum ad necessitates, , etenim illum creavit Dominus.* (Pitton, *Histoire d'Aix, Liv. III, pag.* 20.)

(2) Cambis-Velleron, *Tome II, fol.* 228.

peste, mais le fléau reparaissant, la tolérance religieuse renaissait avec lui (1). La médecine juive fleurit à Avignon, jusque dans le palais pontifical, plus que partout ailleurs.

Il m'a paru intéressant de donner ici la liste des médecins chrétiens et juifs d'Avignon dont les noms ont été conservés par les anciens documents que j'ai pu consulter, en y ajoutant les particularités biographiques que j'ai recueillies sur chacun d'eux.

Le plus ancien et le plus illustre de tous est cet *Arnaud de Villeneuve* dont la vie si accidentée ressemble à un roman, et qui porta plus loin qu'aucun de ses contemporains la foi aux rêveries de l'astrologie, de l'alchimie et de la kabale On lui doit cependant d'importantes découvertes scientifiques, comme celles de l'alcool, de l'essence de thérébentine, des acides sulfurique. muriatique et nitrique.

Quelques historiens le font naître en Languedoc ou en Catalogue, mais il dit lui-même, dans son traité *de Vinis*, qu'il naquit à Villeneuve, au diocèse de Vence (Var), en 1238. Ses parents étaient pauvres, mais la nature lui avait donné un génie supérieur et une inclination naturelle pour l'étude

(1) Le synode d'Avignon, en 1337, avait défendu aux chrétiens de se servir de médecins juifs; celui du 15 avril 1341 leur permit d'avoir recours eux, en cas de nécessité, et de se procurer des remèdes chez les apothicaires et les épiciers de cette nation. (Dom Martène, *Thesaurus anecdotorum. Tom, IV, page 565.*) Cette autorisation leur fut retirée, en 1347, par le concile d'Aix (*Histoire de Provence*) ; mais, nonobstant cette décision, les médecins juifs continuèrent à exercer librement à Avignon. et comptèrent des papes, des cardinaux, des couvents d'hommes et de femmes dans leur clientèle.

des sciences. Il commença par faire de la médecine empirique dans les villages, puis il vint à Aix, où il étudia la philosophie. Il fut ensuite à Paris, où il passa dix années ; de là à Montpellier, où il fréquenta les cours des professeurs Mussardi et Casanide, et d'où il se rendit en Espagne pour suivre les leçons des médecins arabes. Il était, en 1285, à Barcelone, lorsque sa réputation le fit appeler auprès de Pierre III, roi d'Aragon, pour panser une blessure que ce prince avait reçue dans un combat. Après avoir voyagé pendant une année en Italie, où il se fit le disciple de plusieurs philosophes pythagoriciens, il retourna en Espagne, à la cour du roi Jacques II, qui le chargea d'une mission délicate auprès de Robert, roi de Naples et comte de Provence. Ce souverain, que sa haute intelligence et son amour pour les sciences et les lettres ont fait comparer à Salomon, le combla d'honneurs et voulait le retenir à sa cour ; mais il se disposait alors à donner ses ouvrages au public, et Paris lui parut le lieu le plus favorable pour cette entreprise. En passant à Avignon, il s'arrêta quelque temps auprès de Clément V. Ce pape le nomma son médecin et s'efforça de l'attacher définitivement à sa personne. Il ne put y réussir. Après quelques mois, Arnaud de Villeneuve partit pour Paris. Arrivé dans cette ville, il enseigna et pratiqua la médecine, mais il se jeta bientôt dans les folies de l'astrologie judiciaire, de l'alchimie, et dans les subtilités de la théologie scolastique. Il éveilla même l'attention des inquisiteurs par des propositions qui sentaient l'hérésie. Ses amis, voyant qu'il y avait du danger pour lui à Paris, lui conseillèrent de s'en éloigner. Il se réfugia en Sicile, au-

près du roi Frédéric qui l'accueillit avec bienveil-
lance. En 1313, le pape Clément V, étant tombé
malade, lui écrivit de se rendre auprès de lui. Arnaud obéit à son désir et se mit en mer ; mais il
mourut en arrivant sur les côtes de Gênes, Son corps
fut transporté et enseveli dans cette ville.

Arnaud de Villeneuve a composé plus de 60 traités, qui ont presque tous été imprimés plusieurs fois.
Son *Commentaire sur l'école de Salerne* a eu de très
nombreuses éditions (1).

Vient ensuite, par ordre de date, Jean d'Amant,
ce médecin-barbier de Jean XXII, dont j'ai raconté
la criminelle tentative et la mort affreuse dans la
première partie de cette étude. Il y a lieu de croire
qu'il était juif et de la famille de ce Josué d'Amant
qui devint l'ami de Clément VII. Ses complices,
Jean de Limoges et Jacques de Brabant, méritent
à peine d'être nommés : c'étaient des charlatans
qui se donnaient pour sorciers.

J'ai déjà parlé de *Cecco d'Ascoli* et de *Dino del Garbo*,
deux autres médecins de Jean XXII, dont la rivali-
té eut des suites si funestes. Cecco composa beaucoup de vers que l'on trouve dans les manuscrits
des bibliothèques Vaticane, Chigi et Barberino, et
un livre de *prédictions astrologiques* conservé dans
les archives du Vatican (2).

J'ai aussi nommé *Jacques de Dondi* et son fils *Jean*,
médecins du pape Clément VI. et savants astrono-
mes. Le premier construisit la fameuse horloge qui
fut placée, en 1344, sur la tour du palais ducal de
Padoue. C'était une sphère de cuivre doré, gouver-

(1) Extrait de la *vie d'Arnaud de Villeneuve*, par de Haitze,
(2) *Codice 9,049*.

née par un seul contrepoids, qui marquait, outre les heures, le cours annuel du soleil, suivant les 12 signes du zodiaque, le mouvement des planètes, les phases de la lune, les mois et même les fêtes de l'année. Cette horloge merveilleuse fit donner à Jacques de Dondi le surnom d'*Orologio*, qui se perpétua dans sa famille et en devint le nom patronymique.

Jacques de Dondi composa, sous le titre de *Promptuarium medicinæ*, une compilation de médicaments tirés des médecins grecs, latins et arabes.

Jean de Dondi collabora au chef-d'œuvre mécanique de son père, et il en a expliqué la construction dans un ouvrage en trois volumes pleins de figures intitulé : *Planetarium*. Il écrivit aussi un traité sur *les bains de Padoue* et *les eaux d'Abano* (1), et un autre sur *la manière de vivre en temps de peste* (2). Pétrarque dit qu'il n'avait pas de meilleur ami que lui (3) ; il le voyait souvent et avait avec lui des altercations continuelles sur la médecine, après lesquelles, comme c'est l'usage, chacun gardait toujours son opinion. Il aurait voulu l'amener à prendre l'initiative d'une réforme des mœurs médicales, à déclarer la guerre aux vieux abus. « Combien vous trompez le genre humain ! lui écri-

(1) *Abano (Aponus)* est un bourg à huit kilomètres de Padoue, dont les eaux thermales ont été chantées par Claudien, Lucain et Martial. L'ouvrage de Jean de Dondi a été imprimé à Venise en 1553, dans un recueil *de Balneis.*

(2) Cet ouvrage est en manuscrit dans la bibliothèque Ricardi à Florence.

(3) Jean de Dondi aimait beaucoup Pétrarque et avait la plus grande confiance en la sûreté de son jugement. « Tu

« vait-il (1), combien vous abusez de la crédulité et
« de l'ignorance des malheureux, en leur vendant
« des mensonges pour des vérités ! Seuls entre tous
« les hommes, vous recevez une récompense pour
« l'homicide qui ne doit jamais être impuni et qui
« mérite toujours châtiment. Voilà des paroles
« qui résonneraient noblement sur tes lèvres, et
« qui, sortant de ta bouche, auraient une grande
« autorité ! Mais tu crains la haine de tes confrè-
« res ; la peur ou l'ignorance rend tout le monde
« muet. Moi seul je crie, et personne ne m'écoute;
« la foule ignorante ferme l'oreille. Les savants
« font comme toi, ils fuient la discussion... La mé-
« decine est de tous les arts celui où il y a le moins
« de risques à courir : un seul barbarisme, un lé-
« ger solécisme ruinent un grammairien ; un
« mot qui offense un peu l'oreille discrédite un
« orateur ou un poète : un médecin tue, il n'est
« pas même accusé; bien plus, c'est lui qui accuse:
« Ce malade, c'est le froid qui l'a tué ; celui-là,
« c'est le jeûne. En voilà un qui est mort pour
« avoir mangé du fruit, cet autre, pour avoir bu
« de l'eau. Personne ne périt que par sa propre
« faute; personne ne guérit que pour la plus grande
« gloire des médecins. »

« as le savoir, le génie et la puissance, disait-il dans un son-
« net où il avoue de singulières défaillances morales, en toi
« est mon appui et mon salut. Viens à mon secours, afin
« que sauvée des gouffres de l'erreur, ma petite barque en-
« tre dans le port. » Cet esprit supérieur était sans doute,
comme tant d'autres, travaillé par le scepticisme et le dégoût
de la vie.

(1) *De rebus senilibus, lib. XII, epist.* 2.

Pétrarque avait beau dire ; comme il le reconnaît lui-même, il prêchait dans le désert, et c'était à ce qui lui inspirait la plus vive aversion, c'est-à-dire, à l'astrologie, que les médecins devaient surtout leur réputation et l'empire qu'ils exerçaient sur toutes les classes de la société. L'amour du merveilleux, l'attrait de l'inconnu, de fausses déductions scientifiques, avaient créé cet art prétendu; le charlatanisme s'en empara et l'exploita largement. Pétrarque était bien naïf s'il espérait que les médecins renonceraient volontairement à un si puissant moyen d'influence, à une source aussi fructueuse de profits.

Le cartulaire de Dulceline de Sade nous a conservé les noms de trois médecins, deux juifs, M⁰ˢ *Crescas* et *Astruc*, et un chrétien, Mᵉ *Paul* (1). Le second avait entrepris de guérir sa cliente de la *bosse*. Nous verrons plus loin le traitement qu'on suivait alors pour la cure de cette infirmité.

On sait que Clement VI avait appelé à Avignon de nombreux médecins; les plus célèbres, avec Jacques et Jean de Dondi, furent *Guy de Chauliac* et *Chalin de Vinario*.

Guy de Chauliac est fortement soupçonné d'avoir fourni à Pétrarque l'occasion d'écrire les *Invectives contre un médecin*. Il était, en effet, originaire du village de Chauliac, dans le Gévaudan, et pouvait être appelé *Montagnard*. Il prit ses grades à Montpellier, vers 1340, pratiqua d'abord à Lyon, voyagea en Italie, séjourna assez longtemps à Bo-

(1) Peut-être Paul Crasso, de Padoue, traducteur d'un traité d'Oribase sur la *dissection des muscles*.

logne, et vint se fixer à Avignon, où il fut le méde-
decin et le chapelain de trois papes. Clément VI,
Innocent VI et Urbain V. Il était encore dans cette
ville en 1363, année où il composa son livre intitulé : *Inventorium sive collectorium partis chirurgi-
calis medicinæ*, qui a été traduit par Laurens Joubert,
et imprimé à Lyon en 1579, sous ce titre : *La grande Chirurgie de maistre Guy de Cauliac, médecin très
fameux de l'Université de Montpellier, composé en l'an
de grâce M. CCC. LXII.* Cet ouvrage est divisé en
sept traités ou *doctrines*, dont le 1er est consacré à
l'anatomie, les cinq suivants, à diverses maladies
et opérations chirurgicales, et dont le dernier, intitulé : *Antidotaire*, est un recueil de moyens thérapeutiques. On y lit aussi une curieuse description de la grande peste. Il en a été fait de nombreuses éditions, et il fut longtemps le seul guide
de la pratique médicale et chirurgicale (1).

Guy de Chauliac était, sous quelques rapports,
plus avancé que son siècle ; cependant il croyait à
l'influence des astres sur l'origine et la marche des
maladies, à l'efficacité des talismans, et il partageait,
quoique avec plus de réserve, les superstitions
populaires alors régnantes. Toutefois, il est juste
de reconnaître qu'il a fait faire de grands progrès
à l'art chirurgical et a mérité d'être appelé le
Père de la chirurgie moderne (2).

(1) **Astruc**, *Mémoire pour l'histoire de la Faculté de médecine
de Montpellier.*

(2) Avant Guy de Chauliac, la chirurgie avait déjà atteint
un certain degré de perfection. Aussi, Pétrarque met-il
les *chirurgiens* bien au-dessus des *physiciens*. « Que dirai-je
« encore de vos remèdes ? écrit-il à Jean de Dondi, que sur
« mille, il n'y a pas un qui réussisse ! Beaucoup opèrent et

Chalin de Vinario, ainsi nommé de *Vinas* (*Vinarium*), petit village des environs de Béziers, lieu de sa naissance, fut, comme Guy de Chauliac, le médecin de trois papes. On le regardait comme un des plus habiles physiciens d'Avignon. Dans un

« souvent tuent les malades : *multæ medicinæ officiunt et sæpe* « *conficiunt, una non proficit* Je parle des médecins qui se « glorifient de porter le nom de *physiciens*, et qui regardent « avec mépris ceux qu'on appelle *chirurgiens*, et auxquels « ils abandonnent les opérations malpropres. Cependant, « plus d'une fois, sur moi et sur d'autres, j'ai constaté les « excellents effets des remèdes de ces derniers praticiens, « et j'ai vu leurs procédés guérir de graves blessures et « de fétides ulcères, ou en calmer promptement la douleur. « Les chirurgiens voient ce qu'ils font, tandis que vos phy- « siciens agissent toujours en aveugles. »

On distinguait primitivement les *chirurgiens en robe longue* ou *maîtres en chirurgie*, des *chirurgiens-barbiers*. Les premiers étaient ceux qui avaient étudié la médecine. Ils avaient pour insigne une *boîte*. Les seconds n'étaient que des praticiens. Leur insigne était une *lancette*. Ils furent réunis, au XVIIe siècle, en une seule corporation, et eurent pour patrons St Côme et St Damien.

A Avignon, dans le temps qui nous occupe, les chirurgiens-barbiers étaient très nombreux, et les simples coupeurs de barbe, *barbitonsores*, maniaient la lancette et le bistouri aussi bien que le ciseau et le rasoir. Ce cumul est attesté par une foule d'actes notariés, tels que *contrats d'association, testaments, inventaires*. En voici un curieux specimen. Dans son testament du 17 juillet 1452, (*Min.* de G. Rastelli.) Dame Léonarde Pachaude, veuve de Me Mangin Guérin, *barbitonsor*, habitante d'Avignon, lègue à Me Pierre Theurot, *barbitonsor*, de Châlons-sur-Saône, aussi domicilié à Avignon, en reconnaissance des services qu'il lui rend tous les jours dans sa maladie et des dépenses qu'il fait pour elle, tous les ustensiles d'une boutique de barbier, tels que bassins, marmites, miroirs, lavabos, pierres à aiguiser, roues, fioles, braséros, caisses, archebancs(*bancs à coffre*), chaises, rasoirs, ciseaux, peignoirs, *livres de chirurgie*, et généralement tout ce qui appartient à la dite *boutique de barbier et de chirurgien*.

Dans un autre testament, reçu par le même notaire, Perrin Pra, *barbitonsor*, lègue à l'hôpital de Notre-Dame de Nazareth, où il est malade, un étui de chirurgie garni d'argent.

oùvrage publié à Lyon, en 1542, par Guillaume Lothier, chirurgien de Montpellier, il a décrit les épidémies de peste qui désolèrent nos contrées en 1348, 1360, 1373 et 1383, indiqué les causes, les signes de cette terrible maladie, et donné les moyens de s'en préserver et de la guérir. Il était très convaincu de la réalité des rêveries astrologiques du moyen-âge, et il attribuait sérieusement l'origine de la peste à une conjonction de Saturne, de Jupiter et de Mars dans le 19ᵉ degré dù Verseau. Était-il chrétien ou juif? Ses biographies n'en disent rien, mais je suis porté à croire qu'il appartenait à la même famille que ce *Salomon de Vinario* qui figure, en 1358, parmi les débiteurs de Jean Textoris, trésorier de la ville d'Avignon (1).

Jean d'Alais (de Alesto), autre médecin de Clément VI, est beaucoup moins connu que les précédents. Je n'ai trouvé sur lui aucun détail biographique.

Trois médecins et deux chirurgiens juifs figurent en titre dans le serment prêté au pape Innocent VI en 1358 (2), et six chirurgiens de la même nation dans l'hommage rendu, en 1374, à Grégoire XI par tous les corps de métiers (3). Voici les noms de ces derniers :

> MMᵉˢ *Vital de Rocha,*
> *Joseph Astruc,*
> *Aaron de Mayranicis,*
> *Astruc Bonnet,*
> *Vidal de Bider,*
> *Vidal de Stella.*

(1) *Papiers de la succession de Jean Textoris. Cartulaire de la ville d'Avignon, obligation de 25 florins d'or, souscrite par Salomon de Vinario, juif, le 28 septembre 1358.*

(2) *Arch. municip. K. K. 82.*

(3) *Ibid. Délibération du Conseil, du 6 octobre 1374.*

Faut-il conclure de cette liste, qui ne comprend que des israélites, que la défaveur attachée, selon Pétrarque, à la profession chirurgicale, en faisait abandonner l'exercice aux praticiens juifs ? Je pose la question sans pouvoir la résoudre. Il est certain toutefois que quelques années plus tard, les chrétiens, aussi bien que les Juifs, pratiquaient les opérations qui sont du domaine de la chirurgie.

Des médecins de Grégoire XI, un seul a laissé des témoignages écrits de sa science ; c'est *Jean de Tournemire* (*Tornamira*), né en 1380, à Pouzols, dans le diocèse d'Albi. Selon d'Aigrefeuille, auteur de *l'Histoire de Montpellier*, il aurait pratiqué l'art de guérir dès l'âge de 20 ans, et il était, en 1387, médecin du pape Clément VII. Il occupa sans doute le même poste auprès d'Urbain V, qui donna au collège d'étudiants par lui fondé à Montpellier (1), les *Commentaires* de Tournemire sur Galien, Rhasès et Almanzor (2). Ce médecin avait composé d'autres ouvrages, dont quelques uns ont été imprimés longtemps après sa mort (3). Les archives départementales de Toulouse possèdent un manuscrit contenant la plupart de ces traités (4).

(1) Le *collège de Mende*, fondé pour 12 étudiants en médecine. L'inscription suivante était gravée sur la porte de cet établissement :

Felices vigeant medici, quos Papa creavit
Urbanus quintus, qui mimatensis erat.

(2) D'Aigrefeuille, *op. cit. 2ᵉ partie pag.* 346.

(3) *Opus seu Clarificatorium Johannis de Tornamira, doctoris atque decani Studii Montispessulani super nono Almanzoris, cum textu Rhasis. Ludg. 1501; Venise 1521. — Tractatus de febribus. Ludg. 1500. Venise 1507. — Isagoge ad praticam medicinæ. Ludg* 1502.

(4) *Messager de Vaucluse*, du 5 juillet 1408.

4.

Tournemire avait une fille nommée Marguerite, mariée à Pierre Saisse, de Montpellier. A peine âgée de 18 ans, elle fut atteinte d'un cancer au sein. Tournemire, jugeant le mal incurable, demanda à Avignon des reliques de Pierre de Luxembourg, mort depuis peu en odeur de sainteté. Ces objets vénérés furent appliqués sur la partie malade, et l'on dit que la guérison s'en suivit (1). Je cite ce fait parce qu'il prouve que les professeurs de l'école de Montpellier n'avaient pas attendu, pour se marier, la publication de l'ordonnance du cardinal d'Estouteville, qui, en 1452, dispensa les médecins chrétiens, considérés jusque-là comme *clercs*, de l'obligation de garder le célibat.

Vers 1400, Jean de Tournemire devint doyen et chancelier de la Faculté de Montpellier. Il était très bien en cour, et l'on voit dans les *Collations* des bénéfices que Grégoire XI s'était réservés, que sa recommandation était toujours accueillie avec faveur (2). On peut présumer que les autres médecins qui sont désignés dans le même registre étaient aussi attachés au service du palais apostolique.

Voici leurs noms :

MM^{rs} *Jean Adhémar*, médecin du cardinal de Saragosse.

Bernard de Cologne,
Raymond de Jesolis,
Raymond Salayonis.

A ces médecins, il faut ajouter *Jean de Parme,*

(1) Arch. départ. de Vaucluse, *Procès-verbal de la canonisation de St Pierre de Luxembourg.*

(2) *Arch. départ. de Vaucluse,* Registre coté D. 264.

bien connu pour avoir fait partie du personnel médical de la Cour pontificale, sous Urbain V et son
successeur (1). Il était chanoine de l'église de Parme, et, à ce titre, collègue de Pétrarque (2). Ce poète
fait de lui un grand éloge ; il dit « qu'il n'est pas
« seulement célèbre dans sa patrie, mais à Avignon,
« à la cour romaine, où, parmi la foule des méde-
« cins du pape et des cardinaux, il passait, sinon
« pour *le premier*, du moins pour un *des pre-
« miers* (3). » Mais il le raille doucement d'une petite manie : « Lui aussi, dit-il, comme font tous
« les médecins, prohibait absolument l'usage des
« fruits ; mais il faisait une exception pour les fi-
« gues. Il ne permettait pas seulement d'en man-
« ger, il les recommandait très expressément ; et
« sais-tu pourquoi ? Parce que les autres fruits
« l'incommodaient, et qu'il aimait passionnément
« les figues (4). »

Dans la même lettre, il lui reproche plus sévèrement l'admiration qu'il professait pour les médecins arabes : « Tel est votre engouement pour ces
« barbares, que j'ai entendu dire à Jean de Parme,
« dont je viens de parler, en présence d'autres mé-
« decins qui l'approuvaient, que, *s'il existait parmi
« les latins un homme aussi savant qu'Hippocrate, il
« pourrait peut-être parler, mais n'oserait point écrire,
« sinon en grec ou en arabe, et que, s'il l'osait, on le
« mépriserait* (5).

(1) Ibid. *Fonds du chapitre de N.-D. des Doms, registre
n° 23-1, Reconnais. de St-Genies, 1372.*

(2) *Lettre de Pétrarque à Jean de Dondi, 15 décembre 1370.*

(3) *Lettre de Pétrarque à Jean de Dondi. 15 décembre 1370.*

(4) *Ibid.*

(5) Si quis latinorum Hippocrati etiam pars existeret, loqui
quidem posse ; nisi Græcus tamen aut Arabs, scribere non
auderet, et, si scriberet, sperneretur

En parcourant les minutes des notaires et d'autres documents authentiques, de 1377 à 1448, on rencontre aussi un assez grand nombre de médecins juifs, savoir :

MM^{es} *Thoros Bonnifax*	physicien	(1).
Abraham de Milhau,	Id.	(2).
David Vital de Marseille,	Id.	(3).
Vital de Béziers,	chirurgien	(4).
Vitalis de Milhau,	physicien	(5).
Mossé de Cavaillon,	Id.	(6).
Salomon Dieulosal de Stella,	Id.	(7).
Mossé de Pampelune,	Id.	(8).
Isac de Portis,	Id.	(9).
Nathan Creyssentii,	Id.	(10).
Salomon de la Roche,	Id.	(11).
Bonias de Beaucaire,	Id.	(12).
Bellaut de Stella,	chirurgien	(13).
Boniac Botarel,	physicien	(14).
Bonjues Nathan,	Id.	(15).

(1) *Min. du notaire Bassinelli, 1377-1394, recon. de créance.*

(2) *Ibid. Oblig. en faveur de Vital Niel, de Stella.*

(3) *Ibid. Substitution en faveur de Mossé de Tarascon.*

(4) *Ibid. Délivrance de vêtements engagés en garantie d'un prêt fait à Jeanne de Monteolivo.*

(5) *Ibid. Obligation souscrite en faveur de dame Douce femme dudit Vitalis.*

(6) *Livres des censes de la ville d'Avignon, n° 213 (1392-1401). Reconnaissance.*

(7) *Ibid. Reconnaissance.*

(8) *Ibid. Reconnaissance.*

(9) *Min. de Bassinelli. Procuration.*

(10) *Ibid. Prêt de 600 florins.*

(11) *Min. de Pierre de Castronovo. Prêt de 23 écus à Jean Ruffi.*

(12) *Fonds des Cordeliers, biens d'Avignon, acte du 27 novembre 1397.*

(13) *Min. de Bassinelli, 1377.*

(14) *Min. de G. Rastelli, 1448.*

(15) *Ibid 1447. fol. 190. Obligation pour un prêt de 30 florins.*

Dans la guerre que les Avignonais eurent à soutenir, de 1410 à 1412, contre le pape Benoît XIII, les finances de la ville étant très obérées, le Conseil dut, à plusieurs reprises, contracter des emprunts publics, par paroisses. Dans la liste très nombreuse des souscripteurs, on voit figurer *13 barbiers* et *2 physiciens* seulement. L'empressement des premiers était-il inspiré par un patriotisme plus ardent ou par le désir de prolonger un conflit qui devait multiplier les opérations chirurgicales? J'opte volontiers pour la première hypothèse. Malgré les descriptions dramatiques des historiens de cette guerre étrange, il ne paraît pas que le siège du palais papal ait été des plus meurtriers, à en juger par les médicaments qu'acheta le Trésorier de la ville pour les citoyens qui pourraient être blessés pendant l'assaut (1) :

> 6 livres de sucre rosat et de sucre en pain ;
> 4 livres d'avenat ;
> Orge pour tisane ;
> 2 livres d'huile rosat.

On dirait que ce bon trésorier, qui était en outre épicier, avait prévu que les émotions du combat feraient plus de victimes que les bombardes des Catalans de Rodrigue de Luna.

Le personnel médical de l'armée assiégeante comptait 3 aides-barbiers, sous les ordres de maître *Hugonin*, maître en chirurgie.

Voici les noms des médecins et chirurgiens qui souscrivirent à l'emprunt municipal de 1410; quelques familles avignonaises y trouveront peut-être des aïeux :

(1) *Comptes de la ville. Siège du palais (1410-1412).*

MM^{es} *Jean de la Grave,*	physicien,
Albaric,	barbier,
Pierre Molar.	Id.
Jean le Breton,	Id.
Imbert,	Id.
Pierre Got de Got,	physicien,
Raymond Charron,	barbier,
La Barbière du pont,	Id.
Pierre Joly,	Id.
Jacques Deszet,	Id.
Étienne Hulot,	Id.
Jean Bricon,	Id.
Pierre de la Haie,	Id.
Jean,	Id.
Hugonin,	Id.

Les actes notariés, les registres de reconnaissances féodales du XVe siècle ne mentionnent pas moins de praticiens juifs que ceux du XIVe. Les minutes de M⁰ Garnerety en mentionnent 5, de 1406 à 1409 ; celles de M⁰ Bonthosii, 3, de 1418 à 1421 ; celles de M⁰ Girardi, 17, de 1426 à 1468 ; celles de M⁰ Rastelli, 3, de 1435 à 1448 ; celles de M⁰ Laurent Michaélis, 2, en 1454 ; celles de M⁰ Bellini, 3, en 1470 ; en tout 33 (1). A cette époque, leur influence ne s'est pas amoindrie, de bien s'en faut, puisque M⁰ Durand, *Medicus Judeus*, en 1441, peut cumuler l'emploi de médecin des Frères-Mineurs, avec l'office de fermier des revenus de la Chambre apostolique (2).

(1) On en trouverait certainement beaucoup plus si on avait la liberté de fouiller à loisir tous les protocoles des anciens notaires d'Avignon. Mais il n'est pas facile d'aborder les archives de quelques études.

(2) *Cartulaire des Cordeliers,* tome III, 1431. (Arch. dép. de Vaucluse).

Je n'ai rencontré dans les protocoles des notaires, pour le même espace de temps, que trois médecins chrétiens : Me Jean de Claret (1) et Me Jean Textoris (2), tous deux maîtres en médecine, et Me Jean Régis, maître es-arts et licencié en médecine (3); et dans les archives municipales, Me Sylvestre, médecin des religieuses de Sainte-Catherine (4). Mais il y en eut sans doute beaucoup d'autres, en dehors de la Faculté de médecine, dont on peut dire, comme de la jument de Rolland : *Andava combattando, ma era morta.* On en voit la preuve dans l'acte de constitution de la confrérie de St-Côme et St-Damien, fondée en 1492, par les apprentis barbiers ou chirurgiens, dans l'église de St-Jean-le-Vieux. Les fondateurs étaient au nombre de 43, tous chrétiens et attachés à des patrons de ce culte (5). Et cependant, chose

(1) *Min* de G. Rastelli, *1452, pag. 68, Acquit d'une somme prélée par Jean de Claret, maître en médecine délégué au concile de Bâle.*

(2) *Ibid, Testament de Me François de Ste-Croix, legs fait à Me Jean Textoris, maître en médecine.*

(3) *Ib. Id.l. 102. Testament de dame Constance, veuve de Gaspard Bathier, bachelier ès-lois.*

(4) Délibération du Conseil de Ville du 5 août 1373.

(5) Arch. municip. *Min* d'Ambianis, notaire de la ville, *1497 à 1500, fol. 118.* Voici les noms de ces apprentis : Guillaume Aubert, Guillaume Barbut, Pierre Vitalis, André de Laval, Louis de Vassy, Jean de Bresse, Henriquet Besson, Jacques Ancelin, Jacques Brulhet, dit *le Martégal,* Martin Ravot, Albert Balaire, Henri Jovis, Simon Cruvelly. Guillio Futrau, Samson Fabri, Jean Roys, Guillaume Dupe, Jean de Paris, Philibert Bender, Laurent Rameau, Noé de Villart, François Girardi, Jean Monerii, Nicolas Damnicolas. Benoît Gautier, Nicolas Raymond, Gonin Fleuri, Honorat Bernard, Jean Petit, Antoine, Claude Genitori, Guillaume Peysandal, Laurent Junier, Antoine Gay, Pons Monger, Jacques Mybt, Guillaume du Bar, Jean de Paris, Mathieu Utroi, George de l'Allemagne, Jean Gonin le Petit, Jean de la Doussayne et Damien Chinar.

singulière, quand la peste menace de nouveau Àvignon, au commencement du XVI* siècle, c'est encore aux médecins juifs que ses consuls s'adressent de préférence pour organiser le service de la santé. En 1506, au mois de septembre, plusieurs cas de mort, accompagnés de symptômes pestilentiels, s'étant produits dans la ville, le corps consulaire chargea M* Videz, médecin juif, de visiter les cadavres (1). Les soupçons n'étaient que trop fondés. Bientôt l'épidémie éclata dans tous les quartiers et y fit de nombreuses victimes. Elle dura plus de vingt ans, avec des intermittences plus ou moins longues. On institua, pour traiter les malades, un bureau formé d'un médecin et de deux chirurgiens chrétiens, Mes Leon Beturel (2), Jean Bourgeois, dit le Bourguignon (3), et Guillaume Gasel(4) ; de deux médecins et de deux chi-

(1) Arch. municip. *2e registre des mandats de l'Hôtel-de-Ville, fol. 234.* « Mandat de 6 florins à Me Videz, médecin juif, « pour avoir fait plusieurs visitations de corps morts, pour « voir s'il y avait pestilence. »

(2) Ibid. « Tradite magistro Leoni Beturelli physico sani- « tatis summam viginti scutorum auri. »

(3) Ibid. « Tradite magistro Johanni Borgesi, alias le « Bourgognhon, barberio et cirurgico sanitatis, presentis « civitatis Avinionis summam viginti scutorum auri de rege « cum signo solis. »
« E idem solvi pro prima solutione suorum stipendium pro « uno anno ascendentem ad sexaginta scuta similia, viginti « scuta. »

(4) Ibid. *13e registre des mandats.* « Tradatur magistro « Guillermo Gasel, barbitonsori et sirurgico sanitatis sum- « ma viginti octo florenorum pro stipendiis suis. »
Ce Guillaume Gasel devint le médecin du maréchal Jacques de Chabannes, seigneur de la Palice, qui commandait à Avignon l'armée de François 1er en 1524. Le maréchal

rurgiens juifs, Mes Mossé Alfandéry (1), Videz (2), Samuel de Lunel (3) et Jessé de Cavaillon (4).

Mais ce qui paraît plus extraordinaire, c'est la nomination du juif Emmanuel de Lattes, physicien, à une chaire de l'Université d'Avignon, le 31 mars 1529 (5). Ce jour-là la médecine juive conquit officiellement ses droits de cité dans la ville pontificale.

III

Quand on n'aurait pas le témoignage de Pétrarque, il suffirait de lire les ouvrages des médecins

l'appelait « son cher et bien-aimé, » et pour le récompenser de ses services, il lui donna la fourniture des vivres et autres approvisionnements du Camp royal. Je possède l'acte original de cette concession, portant le sceau et la signature du fameux La Palisse.

(1) Ibid. « Mandatur vobis ut traditis magistro Mossé « Alfandery Judeo medico conducto per civitatem ad neces- « sitatibus pestis et pro curandis pestiferatis summa nona- « ginta florenorum pro stipendiis suis. »

(2) Vide supra.

(3) Arch. municip. *13e registre des mandats.* « Tradite Sa- « muelli de Lunello Judeo, chirurgico sanitatis, florenos tri- « ginta in diminutione stipendiorum suorum. »

(4) Ibid. « Payez à Jessé de Cavaillon, juif, chirurgien de « la santé à Avignon, 27 florins et demi, dont 20 florins pour « ses gages et 7 florins et demi pour les fournitures qu'il a « faites pendant un mois. »

(5) *Délibération du Conseil de ville du 31 mars 1529.* MM. les « Consuls ayant dit qu'ils avaient convenu avec Me Emma- « nuel de Lattis, juif, physicien, pour qu'il enseignât pen- « dant un an en cette ville, sous les honoraires de 3 écus par « mois, en temps de peste, ou bien 5 écus par mois, qu'il y « ait peste ou non, il a été délibéré de le retenir pour un « an sous ces derniers honoraires. »

du moyen-âge, chrétiens et juifs, pour se convain-
cre que tous les procédés thérapeutiques de cette
époque étaient empruntés aux Arabes. Tout le
monde alors *arabisait*, qu'il s'agît de médecine,
de sciences naturelles ou de littérature. Pétrarque
en était exaspéré. « Avant de te quitter, écrit-il à
« Jean de Dondi (1), je te conjure de mettre de
« côté les Arabes dans tous les conseils que tu
« auras à me donner. Méprise l'opinion publique.
« Je sais que la Grèce a produit jadis des hommes
« très remarquables par leur intelligence, de sa-
« vants philosophes, d'habiles poètes, de grands
« orateurs, des mathématiciens éminents, et les
« princes de la médecine ; mais connais-tu les
« médecins des Arabes ? Quant aux poètes de cette
« nation, rien de plus efféminé, de plus amollis-
« sant, de plus énervant, en un mot, de plus li-
« cencieux que leurs œuvres. »

Sur ce dernier point, le chantre de Laure est non
seulement injuste, mais coupable d'ingratitude.
Quels emprunts n'a-t-il pas faits aux troubadours ?
Et quels furent les modèles et les ancêtres des
troubadours, sinon les Arabes d'Espagne et de
Septimanie ?

Comme poètes, comme conteurs, les Arabes furent
les initiateurs de la littérature chevaleresque ; les
Sonnets, les *Canzoni*, les *Ballades*, semblent être des
traductions des *Cassides* et des *Ghazèles*. Mais l'imagination exubérante qui enfanta ces œuvres si gra-
cieuses égara complètement les maîtres et les disciples des écoles d'Alexandrie, d'Antioche et

(1) *De rebus senilibus*. Lib. XII., epist 2.

d'Harran ; ils créérent le *Roman de la Médecine*.

Ils avaient cependant étudié cet art dans les ouvrages des médecins grecs, dans ceux du moins
qui avaient échappé à l'incendie de la fameuse
bibliothèque de Cléopâtre (1) ; or, ces ouvrages
étaient presque tous puisés dans les écrits d'Hippocrate et de Galien, les pères de la *médecine expé-
rimentale* (2). Mais chaque peuple a son génie par-
ticulier qui marque de son sceau, qui revêt de ses
couleurs, qui s'assimile en un mot tout ce qu'il
touche ; au lieu de rivaliser avec leurs maîtres en
prenant comme eux l'observation pour guide, ils
leur empruntèrent seulement leurs vaines spécu-
lations, leurs raisonnements subtils et oiseux. Aussi
montrèrent-ils plus de goût pour les ouvrages de
Galien que pour ceux d'Hippocrate, parce qu'ils
sont plus conformes au penchant des orientaux
pour les théories diffuses et les gloses intermina-
bles. Mais ils laissèrent bien loin leur maître dans
l'emploi des remèdes ; ils les prodiguèrent avec
une véritable intempérance et sans consulter bien
judicieusement la nature des maladies. Les pro-

(1) Ce fut en 642 que la Bibliothèque d'Alexandrie fut
brûlée par ordre du kalife Omar. Les ouvrages qu'elle ren-
fermait, au nombre, dit-on, de 700,000, servirent à chauffer
pendant six mois les 400 bains de Constantinople. On pense
que beaucoup de manuscrits furent sauvés par les médecins arabes.

(2) On sait aussi, par les savants travaux du Dr Clifton,
que, dans les premiers siècles de notre ère, de nombreux
médecins arabes avaient étudié dans les principales villes
de la Syrie et de la Perse, où la doctrine d'Hippocrate était
fort connue, depuis que l'empereur Aurélien avait envoyé en
Orient des médecins grecs, pour faire plaisir à sa fille, mariée à Sapor, roi de Perse.

duits si riches de leur sol, leur commerce avec l'Inde favorisaient cette tendance. Leurs préparations si compliquées et parfois si étranges (1), exigeaient un grand appareil pharmaceutique ; c'est à eux que l'on doit l'invention des cornues, des matras, des alambics, des aludels, etc. Ils distillaient toutes les plantes, ils composaient des sirops de toute espèce. Ils aimaient aussi à donner à leurs pilules et à leurs *bolus* une apparence fastueuse et qui n'était pas exempte de charlatanisme ; ils les enveloppaient de feuilles d'argent et d'or, ce qui ajoutait un prix inutile à ces médicaments déja très chers ; ils mélangeaient des poudres de pierres précieuses dans leurs électuaires et leurs cordiaux.

Les Arabes ont eu le mérite d'introduire la chimie dans la médecine (1) ; mais ils ne le firent pas d'une manière plus rationnelle : des signes mystérieux, des représentations hiéroglyphiques leur tenaient lieu de formules scientifiques. Géber, un de leurs plus savants alchimistes (2), fut un des premiers à tenter de transformer en or tous les métaux ; il croyait au *remède universel.*

---

(1) Mésué et Albucasis faisaient entrer dans certaines compositions de la poudre de *momies.* Il paraît que ce singulier remède était aussi employé par les médecins d'Avignon, puisqu'il figure dans le *Livre des tarifs de la Gabelle,* conservé dans les Archives de l'Hôtel-de-Ville et portant la date de 1397 On trouve dans ce registre, sous la rubrique : *Speciaria menuda* et *grossa,* tous les médicaments d'origine étrangère, alors en usage, et qui étaient soumis à un droit d'entrée.

(1) Les mots *Kimia, Al Kimia* sont certainement d'origine arabe.

(2) Selon quelques auteurs, Géber n'était ni médecin ni arabe ; il était grec, mais il écrivait en arabe.

Leur botanique se réduisait à la connaissance des propriétés curatives des *simples* vulgaires ; mais trop souvent les noms qu'ils donnaient à ces plantes sont pour nous inintelligibles. On sait seulement que Dioscoride était leur auteur favori.

L'anatomie des Arabes ne compte pas ; les dog·mes religieux de ce peuple s'opposaient à la dissection du corps humain. On trouve cependant dans les traités de Rhasès, de Mésué et d'Albucasis des méthodes d'embaumement.

La chirurgie fut longtemps chez les Arabes à l'é--tat d'enfance. Ils faisaient un grand usage de l'*us-tion*, et l'*Al Tacrif* d'Albucasis, leur plus habile opérateur, est rempli de modèles d'instruments à cautériser, brûler, cerner, etc.

Ils croyaient enfin à toutes les chimères de l'astrologie et au pouvoir des talismans. Ces croyances, il faut le dire, sont aussi vieilles que le monde; elles furent longtemps en honneur chez tous les peuples asiatiques, spécialement chez les Perses et les Chaldéens. Les poètes satiriques grecs et romains eurent les premiers le courage de les tourner en ridicule (1). Mais elles avaient jeté de bien vivaces racines dans l'esprit humain ; l'antiquité les légua au moyen-âge, et les temps modernes les ont vu refleurir avec une singulière puissance. Sous les règnes de Henri III, de Henri IV et même de Louis XIII, les médecins ne consultaient-ils point encore les astres dans le traitement des maladies ?

(1) Voir dans l'*Anthologie grecque* les épigrammes comiques de Lucille, de Philodème, de Philippe, d'Agathias, de Nicarque, etc.

Ne se mêlaient-ils pas, comme Michel Nostradamus, de prédire l'avenir ?

C'est de Montpellier que les doctrines médicales des Arabes se répandirent en Provence et en France (1). Elles y avaient été apportées, dit-on, par des médecins juifs chassés de l'Espagne ; mais il est probable qu'elles y étaient déja connues lorsque les Sarrazins occupaient la Septimanie, et qu'elles y comptaient de nombreux adeptes. Ce ne fut qu'en 1220 que le cardinal Conrad organisa officiellement l'école de médecine de Montpellier et lui donna des statuts ; mais depuis longtemps déja les médecins de cette ville, sans former un collège, jouissaient d'une réputation qui attirait vers eux les malades. Saint Bernard parle, dans une de ses lettres, d'un archevêque de Lyon, qui, allant à Rome, en 1153, tomba malade à St-Gilles, et se rendit à Montpellier, où « il dépensa avec les médecins ce « qu'il avait et ce qu'il n'avait pas. » Au XIIIᵉ siècle

(1) « La médecine arabe, dit Astruc, était en grande fa- « veur à l'école de Montpellier. Elle ne l'était pas moins « dans les autres universités ; Ermengaut Blasius, médécin « de Philippe le Bel, avait ajouté ses commentaires à ceux « d'Averroès sur les *Cantica* d'Avicenne. Il se vantait de « deviner les maladies au seul aspect du malade ; c'est ce « qu'on appelle *l'art sphénique.* »

En des temps plus rapprochés de nous, les *cantica* étaient encore tellement en honneur dans nos contrées, qu'une dame poète, appartenant, je crois, à une ancienne et très honorable famille de Bollène, *Guillelmine de Faucher*, publia, au 17ᵉ siècle, une traduction de cet ouvrage, en vers élégiaques. Nicolas Lallemagne, médecin de Bollène, mort en 1638, possédait un exemplaire de ce poëme, comme on peut le voir dans l'inventaire de sa bibliothèque, qui contenait aussi plusieurs traités de médecine, de philosophie et d'astrologie traduits de l'arabe. (Arch. départ. de Vaucluse, *Cour de Bollène. B. 1638.*)

la Faculté était toute arabisante : on le voit par les écrits de Constantin, de Valescus de Tarente et d'Arnaud de Villeneuve.

C'est dans cette école que se formèrent les médecins d'Avignon, à la tête desquels il faut placer Guy de Chauliac, Chalin de Vinario et Jean de Tournemire. Quant à ceux que les papes firent venir d'Italie, ils avaient été nourris des mêmes doctrines dans la célèbre école de Salerne.

Les disciples suivirent naturellement les errements des maîtres ; cependant, c'est un progrès à constater, les médecins avignonais, se montrèrent plus sobres de médications fantastiques : on ne rencontre plus dans leurs formulaires certaines bizarreries thérapeutiques des professeurs de Montpellier. Citons-en quelques-unes.

Gilbert d'Angleterre, l'auteur d'un *Compendium* de médecine longtemps estimé et étudié, prétendait guérir la léthargie en attachant une truie dans le lit du malade.

Dans le traitement de l'apoplexie, il provoquait la fièvre au moyen d'un mélange d'œufs de fourmis, d'huile de scorpion et de chair de lion.

Il conseillait, pour vaincre la stérilité et l'impuissance, de s'attacher au cou un parchemin sur lequel on aurait écrit, avec du suc de grande consoude, les mots suivants: *Dixit Dominus:Crescite*, UTHIHOTH ; *et multiplicamini*, TABECHAY, *et replete terram*, AMATH.

Arnaud de Villeneuve recommandait, comme moyen prophylactique, en temps de peste, l'usage du poisson et celui des écrevisses principalement, *parce qu'elles ont la propriété spécifique de conserver*

la vie et la santé, eu égard à l'habitude où elles sont
de changer d'écailles tous les ans (1).

Bernard de Gordon, l'auteur du *Lilium medici-*
næ (2), n'était guère moins original. Voici le traitement qu'il prescrivait pour l'épilepsie : « quand le
« patient est dans le paroxysme, quelqu'un n'a qu'à
« appliquer la bouche sur son oreille, et à répéter
« trois fois de suite ces trois vers :

[aurum ;

Gaspard fert myrrham, thus Melchior, Balthazar

Hæc tria qui secum portabit nomina regum,

Solvitur a morbo, Christi pietate, caduco,

« On a souvent répété, dit le docte professeur,
« l'expérience de ce procédé. Le succès n'en est pas
« contestable ; mais la guérison est parfaite, si le
« malade porte les paroles en question suspendues
« à son cou (3). »

Au chapitre de la *faiblesse de la vue*, Gordon formule la composition d'une drogue capable, selon
lui, de faire lire, sans lunettes, à un vieillard dé-
crépit l'écriture la plus menue. Ce merveilleux
remède consistait dans la combinaison du suc
d'une foule de plantes avec du bois d'aloès, du lait
d'ânesse détrempé de gomme, du miel rosat, et une
certaine dose de fiel d'aigle, d'épervier et de bouc.

Pour guérir les taches qui surviennent dans l'œil,

---

(1) Germain, *Histoire de la commune de Montpellier*, *tome III*.

(2) C'est aux Arabes que les médecins de l'Occident ont
emprunté les titres emphatiques de leurs ouvrages, tels que
le *Speculum universale*, le *Rosarium philosophorum*, le *Lumen*
luminum, le *Lucidarium et flos florum medicinæ* ; etc.

(3) Germain. *Op. cit.*

il prescrit le lait de femme, l'arête de sèche réduite en poudre, le suc de pavot rouge et de centaurée mélangé de miel. « On obtient le même effet, dit-il, avec le suc de la *langue de passereau.*
« C'est cette herbe que les hirondelles apportent à
« leurs petits quand ils ont les yeux crevés ; ils
« recouvrent aussitôt la vue. Si on ne pouvait se
« procurer de cette herbe, il faudrait percer les
« yeux de jeunes hirondelles, prendre, trois jours
« après, les yeux des oiseaux qui auront recouvré la
« vue, et en faire de la poudre que l'on injecterait
« dans les yeux malades. »

Guy de Chauliac n'emploie point des remèdes aussi excentriques ; mais il est encore partisan des *confections polypharmaques.* Il croit, en outre, à *l'influx planétaire* et à la vertu des amulettes. Comme préservatif du mal de reins et de la gravelle, il préconise la coutume où l'on était anciennement de porter autour du corps, dans une ceinture de veau marin ou de peau de lion, l'image d'un lion sculptée en or, pendant que le soleil séjournait dans le signe du lion (1)

Quant à la peste, qu'il attribuait à une conjonction de Saturne, de Jupiter et de Mars, dans le 19e degré du Verseau, voici la description qu'il en fait et les remèdes qu'il employait (2).

« Elle commença en Orient, un an après la con-
« jonction et dura encor en l'an cinquantiesme en

(1) Les ceintures de veau marin étaient alors en grande vogue à Avignon. Dans le *tarif de la gabelle* dont j'ai déjà parlé, on rencontre cet article sous la rubrique *Mercerie.*

(2) Je transcris ici la traduction pittoresque de Laurent Joubert.

« l'Occident. Elle imprima telle forme en l'air et ez
« autres éléments, que comme le diamant meut le
« fer, ainsy elle esmouvoit les humeurs gros, adus-
« tes et venimeux : et les assemblant au dedans y
« faisoit des apostèmes, desquels s'ensuivoient fiè-
« vres continues et crachats de sang pour le com-
« mencement, tandis que la dicte forme fust puis-
« sante et travailloit la nature. Et quand elle fust
« remise, nature n'estoit si troublée et rejetoit
« comme elle pouvoit au dehors, principalement
« aux haines et aux aiselles, et causoit des bubons
« et autres apostèmes ; de sorte que ces apostè-
« mes extérieurs estoyent effects des apostèmes in-
« ternes. »

« La cause particulière et patiente fust la dispo-
« sition des corps, comme la cacochymie, débilita-
« tion et opilation, et pour ce mouroit la populace,
« les laboureurs et ceux qui vivoyent mal. On se
« travailla sur la cure préservative avant la cheute.

« Pour la préservative, *il n'y avoit rien de meilleur*
« *que de fuir la région avant que d'être infect*, et se
« purger avec pilules aloètiques et diminuer le
« sang par phlébotomie, amender l'air par feu, et
« conforter le cœur de thériaque et pommes et cho-
« ses de bonne odeur, consoler les humeurs de bol
« arménien, et résister à la pourriture par choses
« aigres. »

« Pour la curative, on faisoit des saignées et éva-
« cuations, des électuaires et sirops cordials. Et les
« apostèmes extérieurs estoient meuris avec des fi-
« gues et oignons cuits, pilez et meslez avec du
« levain et du beurre; puis estoient ouverts et trai-
« tez de la cure des ulcères. Les carboncles estoient
« ventouzez, scarifiez et cautérisez. »

Il s'agit ici de l'épidémie de 1348.

« En après, l'an soixante et le huitiesme du
« pontificat du pape Innocent VI, rétrogradant d'Al-
« lemagne et des parties septentrionales, la morta-
« lité revint à nous. Et commença vers la feste de
« saint Michel, avec bosses, fièvres, carboncles et
« anthrax, en s'augmentant petit à petit, et quel-
« quefois se remettant; jusques au milieu de l'an
« soixante et uniesme. »

« Puis, elle dura si furieuse jusques aux trois
« mois ensuivans, qu'elle ne laissa en plusieurs
« lieux la moytié des gens. Elle différoit de la pré-
« cédente, de ce qu'en la première moururent plus
« de la populace et en cette cy plus des riches et
« nobles et infinis enfants, et peu de femmes. Du-
« rant icelle, je colligeay et composay un tel élec-
« tuaire thériacal, des propres de maistre Arnaud
« de Villeneusve, et des docteurs tant de Mont-
« pellier que de Paris. »

« Prenez :
« Graine de Genèvre, 2 drachmes et demie ;
« Girofles, Macis, Noix muscades, Gingembre,
« Zédoarie (1). de chascun 2 drachmes.

« Des deux Aristolochies, racine de Gentiane, Tor-
« mentille, Dictame, racine d'Enule-Campane (2),
« de chascun une drachme et demie.

« Saulge, Rue, Balsamite, Mente, Polomonie (ce
« qui est Pouliot, selon M° Arnaud, ou Chélidoine,
« selon M° Mundin), de chascun 1 drachme.

(1) *Zédoaire, rhizóme du Kœmpforia rotunda* ou du *curcuma
aromatica.*

(2) Année médicinale.

« Bayes de laurier, Doromic (1), Saffran, Semence
« d'Ozeille, semence de Citron, Basilic, Mastic,
« Encens, Bol arménien, terre scellée, Spode (2), Os
« du cœur de cerf, Ratisseure d'ivoire, Perles,
« Fragments de Saphir et d'Esmeraude, Corail
« rouge, Bois d'Aloès, Sandal rouge et Muscate-
« lin (3), de chascun demy drachme ;

« Conserve de roses, Conserve de buglosse, Con-
« serve de nénuphar, Thériaque esprouvée, de
« de chascun 1 once.

« Pain de sucre 3 livres.

« Soit faict électuaire avec eau de scabieuse, eau
« rose un peu camphrée. »

Je l'ai déja dit, de semblables remèdes devaient
coûter fort cher, et il n'est pas étonnant que les
apothicaires de cette époque fussent en état de
doter richement leurs filles (4), de fonder des cha-
pellenies dans leurs paroisses(5), de léguer des sommes importantes à l'Aumône de l'épicerie (6).

La pharmacopée et les procédés curatifs de Chalin de Vinario ressemblent beaucoup à ceux de
Guy de Chauliac ; ce médecin cite souvent Arnaud
de Villeneuve et les autres professeurs de l'école
de Montpellier.

Les lettres de Pétrarque à Jean de Dondi four-

----

(1) *Doromic, Doronicum*, plante cordiale et vulnéraire. On
lui a attribué autrefois bien des vertus imaginaires et entre
autres la propriété de détruire les bêtes féroces.

(2) *Spode*, phosphate calcaire, ivoire ou os brûlés à blanc.

(3) *Muscatelin, muscade*, semence du *Myristica moschata*.

(4) Min. des notaires. *passim*.

(5) Arch. municip. Boite 82. *Testament de Pierre Auquier.*
Arch. de l'Hôpital général. *Aumône de l'Épicerie.*

(6) Arch. de l'Hôpital. *Loc. cit.*

nissent encore ici quelques traits caractéristiques
de la médecine du moyen-âge. Jean de Dondi, ami
intime du poète, quoique médecin, en lui donnant
des conseils pour le rétablissement de sa santé
alors très chancellante, lui défend six choses : *l'usage des chairs salées, du poisson salé, des herbes crues, le jeûne, l'eau pure en boisson, les fruits.*

« Pour ce qui est des salaisons et des herbes
« crues, lui répond Pétrarque, bien que j'aime
« beaucoup ces aliments, je t'obéirai ; mais pour
« le reste, nous sommes loin de nous entendre.
« Tu veux que je cesse de jeûner, moi qui depuis
« mon enfance en ai pris l'habitude ! Ce n'est pas
« la première fois que l'on me donne ce conseil, et
« je connais depuis longtemps les arguments
« des médecins contre le jeûne. Crois-moi,
« mon ami, ne cherche pas à persuader un
« homme à qui le jeûne n'a jamais nui et ne nuira
« jamais.. J'en dis autant, pour les fruits que les
« médecins regardent comme aussi pernicieux que
« l'aconit et la ciguë. Si cela était, il faudrait
« avouer que la nature est une bien cruelle marâ-
« tre puisque elle aurait donné aux fruits un si
« beau coloris, un parfum si flatteur, un goût si
« agréable, pour nous séduire et nous faire tomber
« dans le piège. Est-il d'une bonne mère de pré-
« senter à ses enfants du poison couvert de miel ?..,
« D'ailleurs, les médecins qui condamnent l'usage
« du fruit, sont les premiers à en manger. J'en ai
« connu, et des plus renommés, qui enseignaient
« d'une manière et dînaient d'une autre, et qui
« soupaient tout autrement qu'ils n'écrivaient leurs

« ordonnances (1).., J'aborde enfin la dernière pro-
» hibition. Elle est tellement contraire à ma nature
« que ma plume elle-même en frémit. Tu me dé-
« fends de boire de l'eau pure! Et pourquoi, je
« te prie? Parce qu'un grand homme de nos amis
« a dit qu'il ne voyait pas à quoi l'eau pouvait ser-
« vir, sinon à arroser le sommet des montagnes?
« Qu'il parle pour lui, soit; mais que ce soit là la
« seule utilité de l'eau, c'est autre chose! Que di-
« rai-je? N'y a-t-il pas dans les Alpes de nombreu-
« ses populations qui non seulement ne boivent
« jamais de vin, mais qui n'en ont jamais vu? Ce-
« pendant, elles se portent beaucoup mieux que
« vous, insatiables buveurs, pour qui un jour sans
« vin est un véritable supplice. Ils étaient donc bien
« malheureux les hommes qui ont existé avant la
« découverte de la vigne! Ils ont vécu pourtant
« beaucoup plus longtemps que nous. Bien à plain-
« dre aussi étaient donc les femmes auxquelles la
« loi défendait de boire du vin, sous peine de
« mort!... Ceux qui ne boivent pas de vin sont à
« l'abri de l'ivresse, des vices dont elle est la mère
« et des maux qu'elle enfante... Et toi, de t'écrier,
« avec toute ta bande : *Mais alors que deviendront les*
« *estomacs?* — Ils se reposeront, ils ne brûleront
« pas, ils ne se gonfleront pas, ils n'*éructeront* pas, ils
« n'écumeront pas; ils feront ce que faisaient les
« estomacs des anciens avant que l'on connût l'u-
« sage du vin... Je connais un homme qui n'est

(1) Il dit dans une autre lettre, « qu'il a connu un méde-
« cin qui condamnait l'usage des fruits, et qui mangeait des
« figues, des pommes, des cerises, non pas comme un hom-
« me, mais comme un cheval qui mange du foin. » (*De
rebus senil*, lib. XII, epist. 2.)

« pas bien loin d'ici, et qui pourrait attester ce que
« je vais dire. Dans sa jeunesse et dans la pleine
« maturité de l'âge, il était tellement affligé par la
« goutte, qu'il était presque incapable de rien faire.
« Je l'ai revu, après une séparation de dix années,
« se portant à merveille, actif, dispos et ne conser-
« vant aucune trace de ses anciennes infirmités.
« J'étais stupéfait; lui, comprenant le motif de ma
« surprise : « Le vin, me dit-il, m'avait enchaîné
« et ruiné ; l'eau m'a délivré et restauré (1). »

A cette déclaration d'indépendance, à cette ré-
volte contre l'autorité des médecins, Jean de Dondi
fit une réponse qui ressemble un peu au terrible
anathème fulminé par M. Purgon contre le *Malade
imaginaire*, quand Béralde a congédié M. Fleurant :

« Tu ne veux pas croire aux conseils des méde-
« cins, ni même aux leçons de l'expérience, mère
« des arts ; tu persistes à vouloir jeûner, manger
« du fruit et boire de l'eau, eh bien !, tu ne vivras
« pas longtemps ! »

Pétrarque ne fit que rire de cette menace et ne
changea rien à son régime habituel, qui était celui d'un anachorète, et il vécut jusqu'à l'âge de
70 ans. Il était pourtant sujet, dans les dernières
années de sa vie, à de violents accès de fièvre,
suivis de syncopes pendant lesquelles on le croyait
bien près de la mort. Le 7 mai 1370, il eut, vers le
soir, une crise plus grave que les précédentes ; les
médecins accoururent de tout côté (2). Après de

---

(1) *De rebus senilibus*, lib. XII, epist. I.

(2) Pétrarque était alors à Arqua, où il mourut en 1774.

vives discussions, ils décidèrent que Pétrarque ne passerait pas la nuit, que le seul moyen de prolonger un peu son existence, était de l'empêcher de dormir par l'emploi de *certains ressorts*. Les domestiques du poète n'eurent aucun égard aux prescriptions de ces médecins ; ils obéirent à la volonté de leur maître qui leur avait expressément recommandé, une fois pour toutes, de *faire le contraire de ce que les médecins ordonneraient*. « Ce « fut ce qui me sauva, dit Pétrarque (2). La crise « passée, je dormis du sommeil le plus tranquille. « Le lendemain matin les médecins reparurent « pour voir l'effet de leur prédiction. Quel fut « leur étonnement, lorsqu'ils trouvèrent cet hom-« me qui devait mourir avant l'aurore, non seu-« lement en vie, mais écrivant! Ils se contentè-« rent de dire : *Pétrarque n'est pas un homme* « *comme les autres.* »

En condamnant l'usage des fruits, des viandes salées et des herbes crues, les médecins du XIV⁰ siècle paraissent obéir à une vue systématique. Ils ne donnent pas la raison de cette interdiction, mais on peut la soupçonner. A cette époque, deux maladies prédominent : la peste et la lèpre, avec tous ses congénères (1). Les causes prédisposantes de l'infection pestilentielle étaient, dit Guy de Chauliac, « la disposition des corps, comme la ca-

(1) *De reb. senil.* Lib. XIII, epist. 8.

(1) Les maladies de la peau affligeaient alors toutes les classes de la société ; le nombre des familles portant le surnom de *Rascas* est considérable ; on le rencontre même dans les maisons seigneuriales. Les seigneurs d'Uzès, au XIII⁰ siècle, étaient des *Rascas*. Le troubadour-jurisconsulte qui fonda l'hôpital St-Bernard à Avignon, se nommait ainsi. Cé-

« cochymie, la débilitation et l'opilation, » et il
ajoute : « Pour ce mouroit la populace, les labou-
« reurs, et ceux qui vivoient mal. »

Il fallait donc s'abstenir de tout aliment in-
digeste et débilitant, comme les fruits et les herbes
crues.

D'autre part, la production des maladies cuta-
nées, dont la lèpre était la plus hideuse mani-
festation, étant favorisée par l'usage des viandes et
des poissons salés, l'interdiction de ces aliments
ne semble pas moins rationnelle.

Pétrarque nous apprend aussi que les médecins
de son temps abusaient *de la saignée et de l'eau
chaude*, comme le docteur Sangrado. « Quand je
« vois entrer un médecin, je sais tout ce qu'il va
« me dire : *Mangez de jeunes poulets ; buvez de
« l'eau chaude, usez du remède que la cigogne nous a
« appris.* » Il dit ailleurs que les médecins de Clément VI ont tué ce pape en le saignant trop souvent, *comme c'est leur habitude* (1). Cela contrarie
un peu, je l'avoue, l'opinion que je viens d'émettre
sur les motifs de la prohibition des crudités ; mais
ne savons-nous pas de Pétrarque, qu'au moyen-âge,
*la direction des médecins était incertaine et inconsé-
quente ?*

Je vais maintenant puiser à une autre source des
renseignements qui compléteront ceux que j'ai
donnés sur la thérapeutique et la pharmacopée de
cette époque.

A mesure qu'on avance dans le cours du XIV⁰

cile des Baux, qui porta le fief de Bedouin dans la famille
de Budos, en 1321, était surnommée *Rascasse.*

(1) *Edit. basil.*, fol. 1113.

siècle, on voit se prononcer de plus en plus l'évolution que j'ai déjà signalée ; les médecins chrétiens
et juifs simplifient peu à peu les formules si complexes de la pharmacie arabesque ; ils en élaguent
d'abord les étrangetés excessives. Au contact du
sens pratique qui caractérise les peuples occidentaux, la médecine se rationalise. Le progrès est
lent, mais continu. D'Arnaud de Villeneuve à Jean
de Tournemire un grand pas est déjà fait.

Quelques ordonnances traduites des *Clarifications* (1) du médecin de Grégoire XI nous donneront la preuve de cette importante transformation.

DU TRAITEMENT DE LA BOSSE

« Quand la bosse commence à se manifester, il
« faut donner au malade, comme aliment, des tu
« bercules d'hermodattes (2), cuits avec l'huile de
« keysim (?). Le siège du mal doit être fréquem
« ment lotioné avec de l'huile de baies de sureau
« où l'on aura fait dissoudre du storax liquide (3),
« du castoreum et de l'euphorbe. Le malade s'abs
« tiendra de tout aliment froid et lourd. On fera

(1) Tournemire appelle ainsi les ordonnances dans lesquelles il résume, sous une forme plus simple et plus *claire*,
les prescriptions des médecins arabes qu'il a d'abord
exposées.

(2) *Hermodactyles (doigts d'Hermès)*, tubercules d'un blanc
jaunâtre au dehors, blancs à l'intérieur. C'est un laxatif.
Les anciens Egyptiens en mangeaient pour acquérir de
l'embonpoint.

(3) *Styrax-Benjoin*, beaume naturel extrait du *Styrax officinale*. Il est employé comme parfum.

« tomber sur la gibbosité naissante, une infusion
« tiède de menthe sauvage, de sureau et de vigne
« d'Arabie (1). Cette partie sera souvent frictionnée
« avec des huiles chaudes.

« Si le malade est un enfant, des bains et des
« lotions préparés avec ces dernières substances
« suffiront. S'il y a fièvre, il faut s'abstenir des
« remèdes susdits, donner en boisson au patient
« un apozème d'épine-vinette et de casse officinale,
« le saigner à la veine basilicale, et lui appli-
« quer sur la partie malade des cataplasmes très
« énergiques.

« Si quelqu'un est affligé d'une courbure du dos,
« causée par une contraction spasmodique des os,
« ce qui arrive aux vieillards maigres et à quel-
« ques jeunes gens dont les muscles dorsaux ne
« sont pas assez nourris, d'après le conseil donné
« par Avenzobar (2), dans sa *Pratique*, canon 1ᵉʳ, il
« faut lotionner, oindre et frictionner, matin et soir,
« les muscles susdits et les vertèbres dorsales avec
« de l'huile d'olives. On se sert même quelquefois
« d'huile de sésame, mais l'huile d'amandes dou-
« ces est préférable, parce qu'elle a plus de subtilité
« et une certaine stipticité nécessaire dans le cas
« dont il s'agit. »

DE L'ASTHME

« Si quelqu'un tousse fréquemment, respire avec
« peine, comme il advient après une course ou un
« mouvement violent, et a la poitrine plus libre

(1) *Sticades arabica* (Sticha).

(2) Avenzoar, médecin arabe, juif de religion, né à Péna-
flor vers 1070. Il eut pour disciple le célèbre Averroès.

« assis que levé, on doit lui donner à boire la dé-
« coction suivante :

> « Figues citrines (1), 10 onces ;
> « Semences de dactyle très fraîches (2) ;
> « Semences de céleri, de fenouil ou de ca-
> « pillaire ;
> « Origan, suc de réglisse, sommités d'hysope.
> « du tout, 5 onces.

« Faire bouillir dans 3 livres d'eau jusqu'à réduc-
« tion des deux tiers, et donner à boire au malade,
« avec une dose du poids de 2 sous d'or de la con-
« fection ci-après : (3)

> « Sirop d'hysope ou de capillaire, 10 gros ;
> « Poivre d'Arménie ;
> « Amandes amères ;
> « Aristoloche ronde ;
> « Semence d'ortie, du tout 5 onces,
> « Avec une quantité suffisante de miel
> « épuré.

« Cette confection expulse merveilleusement les
« superfluités de la poitrine. Le malade usera de
« cette boisson pendant une semaine. On lui fera
« prendre ensuite un vomitif composé de miel et
« de moutarde ; puis, en une seule fois, des pilules
« composées comme il suit, pour lui purger le
« ventre :

> « Agaric, 18 grains ;
> « Cardamome, 4 grains ;
> « Coloquinte, 6 grains ;
> « Suc de réglisse, 3 sols.

(1) Figues ayant le goût du citron (Aldovrande).

(2) Sorte de graminée.

(3) *Duorum aureorum.* Le *nummus aureus* ou simplement
l'*Aureus*, répondait à 13 francs de notre monnaie.

« Après les pilules, il recommencera á prendre
« sa tisane, puis un nouveau purgatif et un nou-
« veau vomitif, jusqu'à guérison parfaite. Il s'abs-
« tiendra tout le temps de ce traitement, d'aliments
« lourds, stiptiques et acides. »

DE LA DOULEUR DE DENTS

« Si les gencives sont tuméfiées, rouges, sangui-
« nolentes, il faut en tirer du sang avec les ven-
« touses, après avoir saigné préalablement la veine
« céphalique. Après quoi, on se gargarise plusieurs
« fois avec un mélange de vinaigre et d'huile rosat.
« Si la douleur persiste, avec des symptômes inflam-
« matoires, on applique à la racine des dents mala-
« des, de la poudre de camphre mélangée avec du
« pyrèthre. Puis, on lotionne de nouveau avec
« de l'huile rosat. Le mal devenant plus violent,
« on ajoute à cette lotion un sixième d'opium, et
« si ce remède ne le calme point, on devra scarifier
« la gencive et y poser des sangsues. »
« Lorsque les gencives ne sont ni enflées ni san-
« guinolentes, que la douleur n'est pas accompa-
« gnée de battements et d'inflammation du visage,
« ou quand le mal de dents survient après une
« grande fatigue, une partie de plaisir ou un repas
« d'aliments crus, il faudra raser le ventre du
« malade (*venter ægri ex pillis solvendus erit*), et
« frictionner ses gencives avec la préparation sui-
« vante :
 « Poudre de pyrèthre ;
 « Moutarde ;
 « Indigo ;
 « Borax ;
 « Poivre ;
 « Gingembre,

« Puis, il se gargarisera avec du vinaigre où on
« aura fait infuser du pyrèthre, de la menthe sau-
« vage, de l'origan. On pourra appliquer à l'exté-
« rieur, sur la mâchoire, un cataplasme de millet
« paniculé torréfié dans la poêle.

« Si la douleur continue, frictionnez les gencives
« avec de la thériaque ainsi composée :

> « Castoreum ;
> « Asaret ;
> « Poivre ;
> « Gingembre ;
> « Styrax ;
> « Opium ;

« mélangés par parties égales,

« Le malade devra en même temps faire de l'ex-
« ercice, garder la diète autant que possible, et
« prendre un bain tous les matins.

« Quand les dents sont gâtées et creuses, on em-
« ploie utilement les lotions faites avec du vinaigre
« très fort où on aura fait dissoudre une grenouil-
« le. On peut aussi les remplir avec les prépara-
« tions que j'ai indiquées.

« Si tous ces médicaments sont inutiles, on cau-
« térisera les gencives avec un fer rouge, ou on fera
« arracher les dents malades. »

DE LA CÉPHALALGIE ET DE LA MIGRAINE

« Les remèdes que je prescrirai pour ces mala-
« dies seront peu nombreux, mais choisis sagement
« parmi ceux que recommande l'expérience des
« temps, et que Rhasès indique dans son *Com-*
« *pendium.*

« Si la céphalalgie provient d'une cause interne
« et n'est ni accompagnée ni suivie de fièvre, si le
« front est chaud, si la face et les yeux sont un
« peu rouges, si l'urine est rubescente et s'il y a
« constipation, il faut donner au malade un clystère
» ainsi composé :

    « Anis et fenouil, 2 onces ;
    « Gros son, 50 drachmes (*200 grammes*) ;
    « Des cinq herbes communes, 1 mine (*400*
       « *grammes*) ;
    « Casse mondée, 1 once :
    « Verveine, 1 once ;
    « Huile de violettes, 1/2 once ;
    « Sel commun, 3 onces.

« Le malade doit prendre ce clystère étant
« couché sur le côté. S'il ne peut supporter cette
« attitude et tenir la tête inclinée, au lieu de clys-
« tère, on lui fera prendre la tisane suivante, au
« lit, à partir du lever du soleil, de trois en trois
« heures :

    « Prunes de Damas ;
    « Raisins secs, sans le bois ;
    « Figues grasses de Carie ;
    « Jujubes de Samarie ;

« Le tout, en parties égales, bouilli dans deux
« livres d'eau, jusqu'à réduction de moitié. On y
« ajoutera 2 gros de casse mondée.

« Le lendemain, on saignera le malade à la vei-
« ne céphalique, et on lui tirera une livre de sang.
« Si on ne peut trouver cette veine, on saignera la
« veine médiane (1).

(1) Pour les personnes qui ignorent les termes anatomi-
ques, je crois devoir dire ici ce qu'on entend par *veines mé-*

« On appliquera sur le front une compresse de
« lin imbibée d'un mélange bien agité d'huile ro-
« sat et de bon vinaigre. A défaut d'huile rosat, on
« peut employer l'huile ordinaire. On emploie avec
« le même succès une lotion de fort vinaigre, d'eau
« de laitue, de plantain ou de roses. Au besoin,
« on se servira d'eau de fontaine additionnée d'un
« tiers de vinaigre. »

Les malades sont souvent soulagés par l'application sur le front d'un sachet de roses pulvé-
risées,

« Pour la migraine, qui occupe ordinairement le
« côté droit du front, Rhasès conseille de donner
« le matin, au malade, du pain trempé dans de
« l'eau vinaigrée, et de lui administrer un purga-
« tif.

« D'autres médecins prescrivent les remèdes
« suivants :

 « Tisane de prunes de Damas, de raisins secs,
  « de tamarin ;

 « Pilules d'or ;

« Lotion frontale avec du mucillage de Psyl-
« lium (1) et une petite portion de vinaigre et de

---

diane, *céphalique* et *basilique*. Ce sont les troncs veineux du
bras sur lesquels on opère la saignée. Les veines *médianes*
sont au nombre de trois : 1° la *Médiane commune*, qui est for-
mée par les veines antérieures du carpe et de l'avant-bras
entre la *cubitale* et la *radicale* ; 2° la *Médiane céphalique*, qui
résulte de la division de la précédente. C'est la branche externe qui va s'unir à la radicale pour former la *céphalique*.
3° la *Médiane céphalique* est la branche externe de cette division ; elle va s'unir à la cubitale pour former la *Basilique*.

(1) *Psyllion*, plantain ou herbe aux puces.

« terre cimolée (1). Ce liniment doit être renouvelé
« deux ou trois fois par heure, parce qu'il sèche
« très vite. »

Si nous franchissons maintenant une centaine
d'années, et que nous parcourions les comptes des
fournitures faites par la ville aux hôpitaux de St-
Bernard et de St-Bénézet, nous retrouvons à peu
près les mêmes médicaments. Il en est un, toutefois, que l'on emploie avec plus de fréquence que
dans le siècle précédent : c'est *l'unguentum*. Il re-
vient sans cesse et sous divers noms :

L'onguent *egyptiacum* ;
L'onguent *fuscum* ;
L'onguent *comitis* ;
L'onguent *basilicum*.
L'onguent *apostolorum* ;
L'onguent *galbanum* :
L'onguent *dialta* ;
L'onguent *campane* ;
L'onguent *colophoneum* ;

plus, un autre onguent qui n'a pas de nom parti-
culier, et qui est composé d'huile de laurier, d'encens et de mercure (*d'argent vièu*). Il est dit que
c'est un *onguent pour les poures femmes de l'ospital*.
On usait aussi beaucoup d'emplâtres de céruse, de
cire rouge et verte, de ciguë, etc.

Le remède qui nous a été enseigné par la cigogne, à ce que dit Pétrarque, n'était alors pas moins
en honneur que du temps de Molière. De quel
instrument se servait-on pour le prendre ? La se-

(1) *Cimolia creta*, terre de l'île de Cimole. C'est un astrin-
gent.

6*

ringue de M. Fleurant n'était pas encore inventée, et l'on employait encore *l'outre en peau de chèvre* des médecins grecs (1). En 1375 le Trésorier de la ville achète *quatre bourses de cuir garnies de canons de bois pour donner clystères aux malades des deux hôpitaux* (2). Dans ses comptes de 1361, le procurateur ou économe du couvent des Cordeliers inscrit l'achat d'*une peau pour faire des bourses de clystères pour l'infirmerie* (3).

Un canon d'ivoire ou de bois adapté à un sac de cuir que l'on remplissait de liquide et que l'on pressait avec les mains pour en expulser celui-ci, tel fut le type primitif de l'élégant *irrigateur* moderne.

Les mêmes registres de la Trésorerie municipale nous fournissent des renseignements pleins d'intérêt sur le traitement suivi à l'égard des pestiférés pendant l'épidémie des premières années du XVI siècle. C'est par là que je terminerai cette simple étude sur les médecins du moyen-âge.

Trois médecins sont attachés en ce temps à l'hôpital St-Bernard : M Balthazar et Loys le Chandelier, barbiers, et M Antoine Martin, physicien.

Comme moyens préservatifs, ils emploient les fumigations, les eaux et poudres de senteur les

(1) La seringue des anciens était un outre en peau de chèvre avec un bout d'ivoire. (*Anthologie grecque*, tome II, pag. 48, épigr. 55.)

(2) *Per IV borsas guarnidas de cuer et de canons de boys per donar los cresteris als malautes dels dos espitals.* (Arch. munic. *Registre des comptes du Trésorier, n° 1 fol. 26.*)

(3) Arch. départ. *Cartulaire des Cordeliers*, tom. 1, fol. 405.

pommes préservatives piquées de grains de musc, comme celles dont ils firent présent au 1er et au 2e consul (1), et les tablettes *contra pestem* du Guidon (2).

Leurs moyens curatifs paraissent tous destinés à stimuler l'énergie vitale, et à combattre la corruption des humeurs. Voici quelques-unes de leurs ordonnances :

Electuaire

Zédoaire,	2 onces ;
Calamite,	1 Id.
Or,	2 gros ;
Girofle,	1/2 once ;
Macis,	3 Id.
Encens,	3 Id.
Styrax rouge,	3 Id.
Gomme élémi,	1 Id.
Aloès,	1 Id.
Sucre.	1 livre.

Autre électuaire

Calamite,	3 onces ;
Iris de Florence	3 Id.
Zédoaire,	2 Id.
Camphre,	2 Id.

« *Potus cordial*, ont y entre : Jacintes, os de cuer

(1) Arch. municip. *Registre des mandats, n° 13, fol 114.*

(2) On donnait le nom de *Guidon* à la *Grande Chirurgie* de Guy de Chauliac, parce que cet ouvrage fut longtemps le guide de la pratique médicale.

« de cervi cum pouldre de gemme et plusieurs au-
« tres matériaux, comme conste par le registre de
« l'hospital.» « *Restaurant cordiàl*, ont y entre hor et
« perle et plusieurs matériaux. » « *Epithème cordial*
« ont y entre plusieurs matériaux et eaulx pour
« appliquer sobre lo cuer et lo foye. »

On consommait journellement à l'hôpital une
grande quantité de galbanum, de styrax, de ben-
join, de calamite, de labdanum, de girofle, de gomme adragan, d'anis, d'agaric, de zédoaire, d'aloès,
de saffran, de formium, de sublimé corrosif, de
dyachilon et *autres maturatifs*, de pyrèthe, de macis,
d'arsenic, d'alun, de borax, de vitriol, de colopha-
ne, de cendres clavellées, d'encens, d'ambre gris,
d'eau-de-vie (*ayguo ardent*), de vinaigre citronné,
de sirop de limon, d'écorces de poncires confites,
de confitures de coings, d'huile d'amandes douces,
de camomille, d'huile rosat, etc.

J'ai dit que les médecins de l'hôpital St-Bernard
avaient offert aux consuls des *pommes préservatives* ;
ces magistrats les reçurent sans doute avec grati-
tude ; mais ils avaient un moyen plus radical de
se soustraire à l'épidémie : *ils allaient respirer l'air
pur des champs*. Les affaires de la ville exigeaient-
elles impérieusement la réunion du Conseil, celui-
ci s'assemblait dans quelque couvent de la banlieue,
à St-Ruf, à St-Véran ou à Montfavet, et il n'oubli-
ait pas d'y faire de bons dîners qui valaient mieux
que la thériaque de Guy de Chauliac.

« Le 24e jour du mois de juing, qui est la veille
« de sainct Jan que se faict un conselh solemnel
« tous les ans, lequel cette année présente 1518 fut

« faict et célébré à Montfaves hors d'Avinhon, à
« occasion de la pestilence. »

« Despenses desdits seígneurs qui hy furent as-
« semblez. Pour ung home que M. le Consol Joa-
« chim de Sauze envoya de nuyct en Avinhon à
« M. le Consol March de Forly. »

« It. pour quatre homes qu'ont netyé toute l'église
« de Montfaves et toute la mayson, et aussi sont
« alés quérir de la ramade et verdure an plusieurs
« chasteaulx (1). »

Cela était assurément très hygiénique, mais
qu'en disaient les habitants d'Avignon que le fléau
fauchait impitoyablement? Il est vrai que la dé-
sertion était générale parmi les corps constitués ;
les professeurs de l'Université se dispersaient dans
les châteaux et les villages du Comtat, et délibé-
raient par correspondance. On raconte à ce sujet
que pendant une épidémie qui sévissait dans les
alentours d'Avignon plus fortement que dans la
ville, les docteurs de la Faculté de droit étaient pru-
demment restés chez eux. Arriva, dans l'intervalle,
l'époque des examens. Des étudiants, qui avaient
quitté la ville demandèrent à les subir. Mais les
portes étaient closes et ne s'ouvraient pour personne. Les écoliers insistaient, invoquaient les règlements et menaient grand bruit à la porte de la tour
du pont St-Bénézet. Une idée ingénieuse vint alors
en aide à la Faculté : il fut décidé que le jury siége-
rait dans les échauguettes de la tour, et que les
candidats se tiendraient au dessous, sur la première

(1) *13ᵉ registre des mandats du Trésorier de l'Hôtel-de-Ville*
fol. 117.

arche du pont. Cet expédient satisfit tout le monde
et il est probable que les examinateurs se montrèrent faciles, pour ne pas mettre leur prudence à
une trop longue épreuve.

GUSTAVE BAYLE.
Avocat.

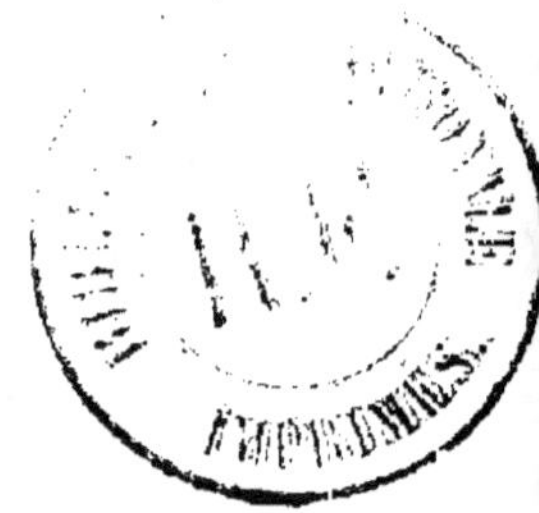